그림으로 쉽게 이해하는

목·어깨·등 통증

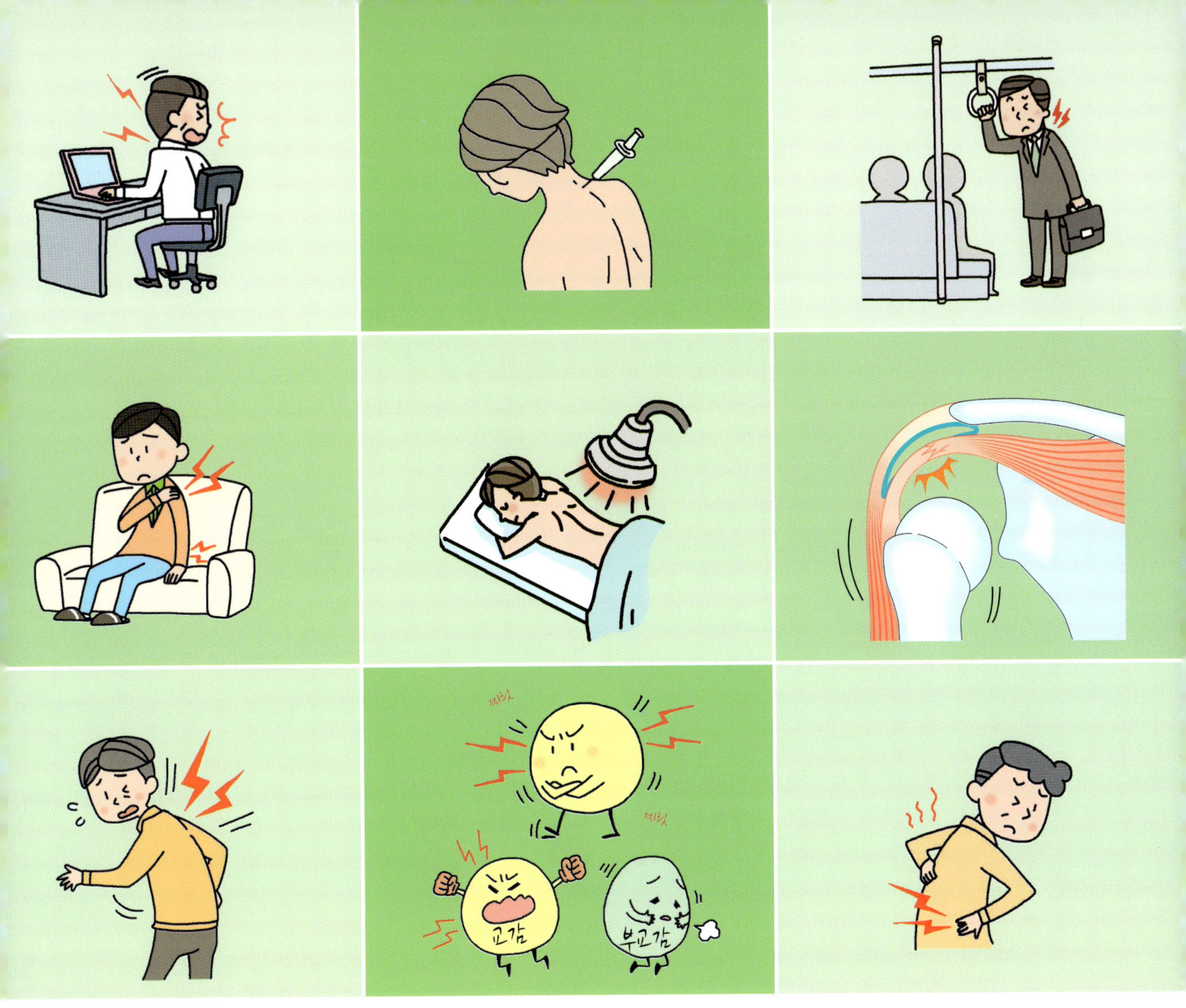

그림으로 쉽게 이해하는

목·어깨·등 통증

Masaki Tezuka | 정효준 · 서준원

신흥메드싸이언스

그림으로 쉽게 이해하는

목·어깨·등 통증

발 행 2019년 12월 18일
지 은 이 Masaki Tezuka
옮 긴 이 정 효 준, 서 준 원(수재활의학과의원)
발 행 인 홍 성 혁
발 행 처 신흥메드싸이언스
디 자 인 박 은 경
주 소 서울시 영등포구 양산로 53, 501호
(양평동3가, 월드메르디앙비즈센터)
등록번호 제318-2007-000077호
전 화 02-2165-8670
팩 스 02-2165-8675
홈페이지 www.shmed.co.kr
I S B N 978-89-6498-069-9 93510
정 가 23,000원

머리말

어깨 결림은 목·어깨·등의 불쾌감, 근육 긴장감(뭉친 느낌), 통증으로 일상에서 흔하게 접하는 증상이다. 오히려 어깨가 결린 적이 없는 사람을 만나기 어려울 정도이다.

원래 사람의 골격은 무거운 머리를 받치고, 양팔을 늘어뜨린 구조이기 때문에 몸을 일으키는 것만으로도 항상 목과 어깨에 부담이 가해질 수 있다. 이 외에도 현대인의 일상 중에는 어깨가 결리기 쉬운 상황이 매우 많이 관찰된다. 장시간 같은 자세로 있거나, 자세가 좋지 않으면 근육을 긴장시켜 결림을 유발하는 경우가 흔하다. 또한 운동 부족과 정신적 스트레스 등도 어깨 결림의 원인이 된다. 컴퓨터, 스마트폰 등의 화면을 오래 보는 것만으로도 눈이 피로해져 어깨가 결리게 될 수 있다. 현대인의 일상은 어깨 결림의 원인이 너무도 많은 환경인 것이다.

이처럼 평범한 일상 속에서도 어깨가 자연스럽게 결릴 수 있다. 그러나 어깨 결림으로 괴로워하는 사람들의 대부분은 증상이 아주 심해지지 않는 한, 의료기관을 찾기보다 셀프 케어나 마사지 등으로 증상을 완화시키려고 할 것이다.

어깨 결림은 마사지 등으로 일시적인 증상 해소가 가능하지만, 그것만으로는 재발을 피하기 어렵다. 어깨 결림을 근본적으로 개선하기 위해서는 본인의 생활습관과 자세를 관찰하여 원인을 정확히 파악하는 한편, 목과 어깨 주변에 가해지는 부담을 줄여야 한다. 또한 어깨 결림, 목과 어깨 주변의 통증 중에는 경추나 견관절 질환에서 유발되는 것도 적지 않다. 이 경우 방치해 둔다면 심각한 질환으로 진행될 가능성도 있다.

이 책에서는 어깨 결림의 기전과 원인이 되는 질환을 알기 쉽게 해설하여 스스로 간단하게 효과를 볼 수 있는 셀프 케어와 일상 중 어깨 결림을 예방하는 방법을 자세히 설명하였다. 따라서 어깨가 결린 사람들은 꼭 실천해 보기 바란다.

그러나 불쾌감이나 통증이 점점 악화되거나 기간이 너무 길어지는 경우는 조속히 의료기관을 방문하여 진료를 받아야 한다. 단순한 결림으로 생각해서 방치해 두었다가 다른 질환이 발견뎌기도 하기 때문이다.

어깨가 결린 모든 사람들에게 이 책이 증상을 개선하는데 도움이 되길 바란다.

도쿄 사이세이카이 중앙병원
정형외과 부장

Masaki Tezuka

목 차

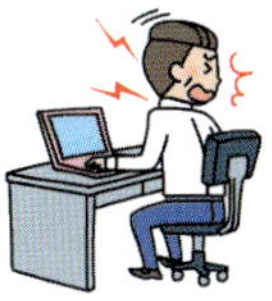

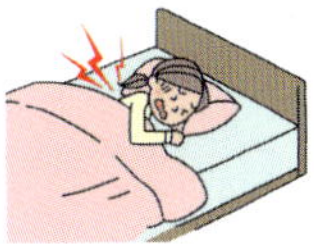

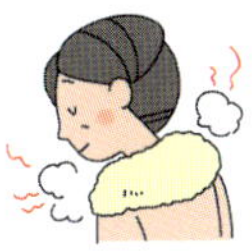

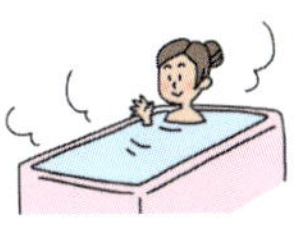

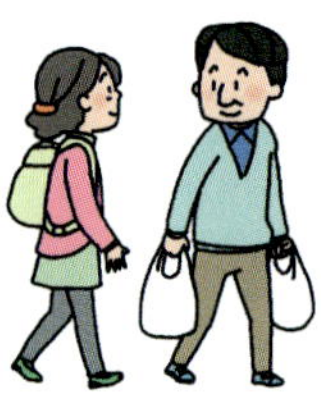

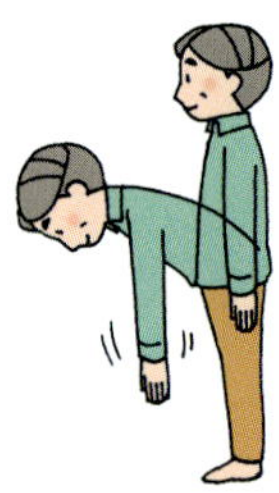

Chapter

1 목·어깨·등이 아파요!!

많은 사람들이 목, 어깨, 등 통증을 호소하는데 이러한 증상이 발생하는 이유를 알기 위해 골격과 근육의 구조를 알아보자.

목·어깨·등이 아픈 것은 인류의 숙명인가?

참을 수 있는 혹은 참을 수 없는 증상

목·어깨·등 통증에 대한 고민은 시대를 막론하고 늘 있어왔다. 일본 후생노동성이 실시한 '2013년 국민 생활기초 조사' 중 '신경 쓰이는 증상' 항목에 '어깨 결림'이라는 응답이 남성에서는 요통 다음으로 2위, 여성에서는 1위에 해당했다. 남자는 30대부터, 여자는 20대부터 증상을 호소하는 사람이 증가하고 있다.

어깨 결림은 목·어깨·등 근육의 긴장이 지속되어 혈액순환이 저해되고, 피로 상태가 지속된다. '경견완증후군(shoulder-arm-neck syndorme)'이라고도 하며 목·어깨·등 부위 근육에 이상감각, 불쾌감, 무거움, 저림, 통증 등의 증상이 발생한다.

이러한 증상의 원인은 무엇일까? 이는 인류의 조상인 척추동물의 진화와 깊은 관련이 있다.

인류의 선조는 다른 척추동물과 마찬가지로 네발로 보행했다. 당연히, 골격 또한, 그에 맞추어, 견갑골이 척추에 얹힌 구조였다.

그러나 진화가 진행되고, 네발에서 두발로 보행하게 되면서 무거운 팔과 견갑골을 어깨에 매달고 걷게 되었고, 이러한 무게는 그대로 어깨 근육에 전해지게 되었다. 그리고, 직립하게 된 인간은 약 6~7kg인 머리를 목과 어깨로 지탱하게 되어, 근육에 대한 부담은 한층 늘어나게 되었다.

많은 현대인이 괴로워하는 불쾌한 증상은 인류의 숙명일지도 모른다. 그렇다고 해서, 목·어깨·등 통증을 그저 참기만해서는 안된다. 통증을 해소할 방법을 찾아 하루 빨리 통증에서 벗어나야 한다.

용어해설

척추동물 : 몸의 중심 골격이 척추(등뼈)로 이루어진 동물. 어류, 양서류, 파충류, 조류, 포유류 등.

목·어깨·등 통증을 호소하는 사람들이 많다.

남녀별 신경 쓰이는 3대 증상(복수 응답)

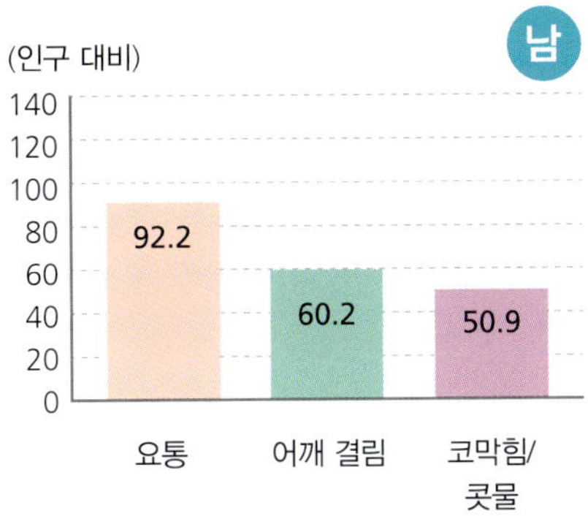

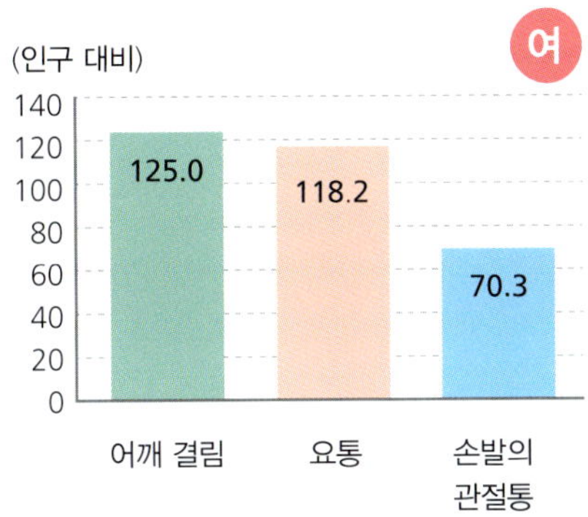

※ 입원 중인 환자는 증상 호소 인구에는 포함되지 않았고, 분모인 세대 인원수에는 포함되었다.

* '2013년 국민생활 기초조사' 일본 후생노동성

사족보행 동물

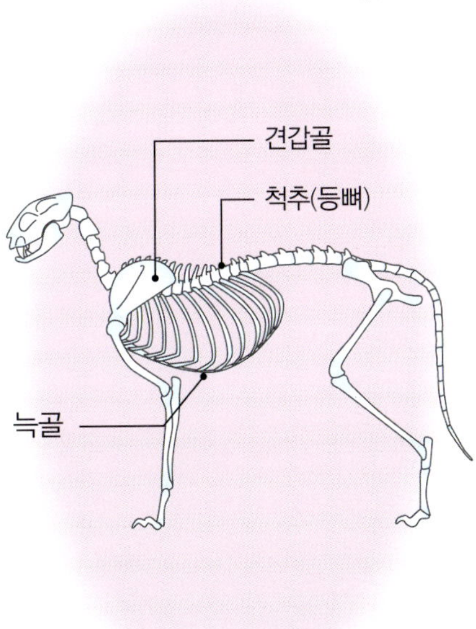

무거운 팔과 견갑골을 확실히 지지하는 구조

이족보행 인간

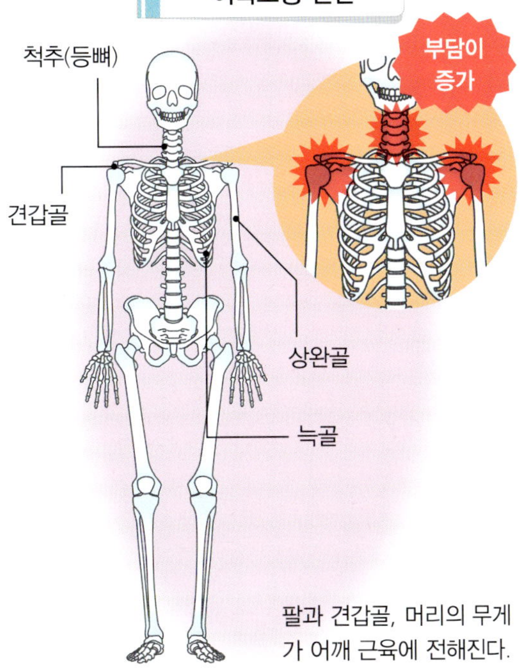

팔과 견갑골, 머리의 무게가 어깨 근육에 전해진다.

POINT 목·어깨·등의 통증은 바로 서서 두발로 걷는 인류의 숙명이다. → 해소 방법을 배우자.

현대적 생활환경이 통증을 유발하는가?

동양인에게 어깨 결림이 흔한 이유

목·어깨·등 통증은 동양인이라면 누구나 겪어본 적이 있는 증상일 것이다. 이러한 증상은 동양인에게 많고 서양인에서는 그다지 흔하지 않다. 이는 동양인과 서양인의 근육량 차이와 관계가 있다.

근육량이 적은 동양인은 서양인에 비해 목·어깨·등에 가해지는 부담이 커서 통증이 발생하기 쉽다. 목·어깨·등 통증은 근육량과 관련된 것이다.

근육질의 다부진 체형인 사람이 어깨 결림이 심하다고 하는 경우는 확실히 드물다. 또한, 남성에 비해 근육량이 적은 여성에서 어깨 결림이 흔하다고 할 수 있다.

그렇지만, 근육량이 낮은 것만이 어깨 결림의 원인은 아니다. 어깨 결림을 호소하는 사람들을 대상으로 한 연령별 조사 결과, 40~50대에서 많았고 근육량이 감소하는 60대 이상에서는 오히려 줄어드는 양상을 보였다. 이로써 근육량뿐만 아니라 작업, 육아 등의 활동이 많은 연령대 특유의 생활습관이 통증과 관련된다는 것을 알 수 있었다.

그렇다고 해서, 체질이나 환경을 핑계로 목·어깨·등 통증을 방치해서는 안 된다. 통증은 삶의 질을 저하시키기 때문에 생활습관을 되돌아 보고 개선해야 한다.

근육량이 적은 동양인이라도 생활습관을 고치면, 목·어깨·등 통증을 개선할 수 있다. 목·어깨·등 통증을 유발하는 요인을 파악하여 조금씩이라도 개선해보자.

어깨가 쉽게 결리는 사람은?

서양인에 비해 동양인은 근육량이 적다!

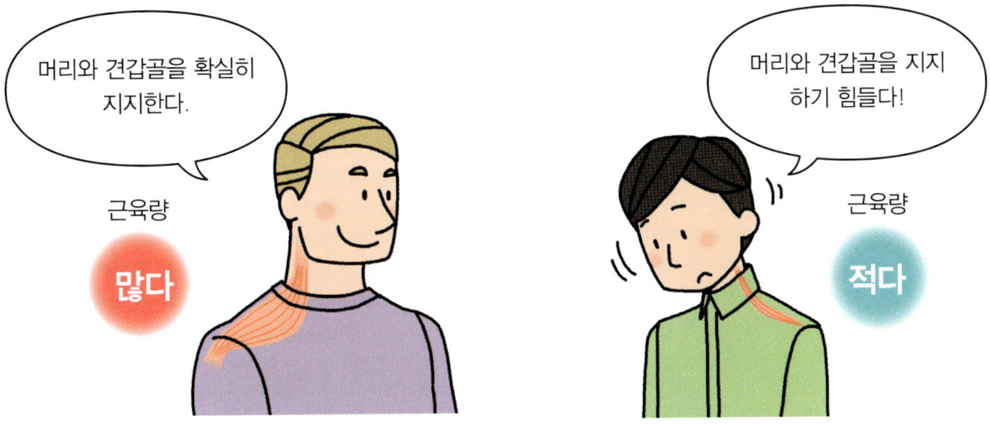
머리와 견갑골을 확실히 지지한다.
근육량
많다
머리와 견갑골을 지지하기 힘들다!
근육량
적다

이로 인해 동양인은 어깨 결림이 많다.

남녀별·연령별 어깨 결림 호소율(복수 응답)

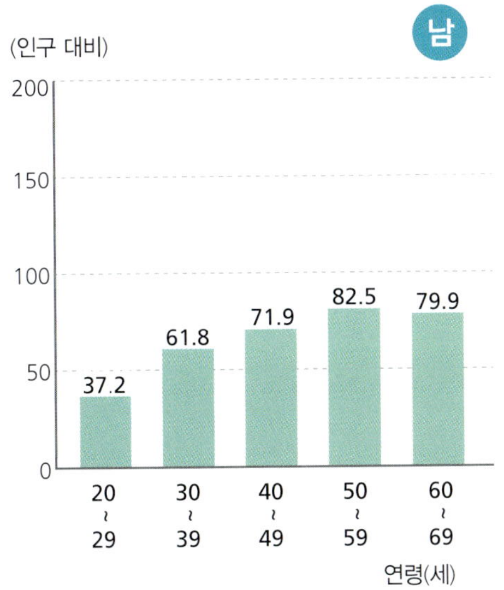

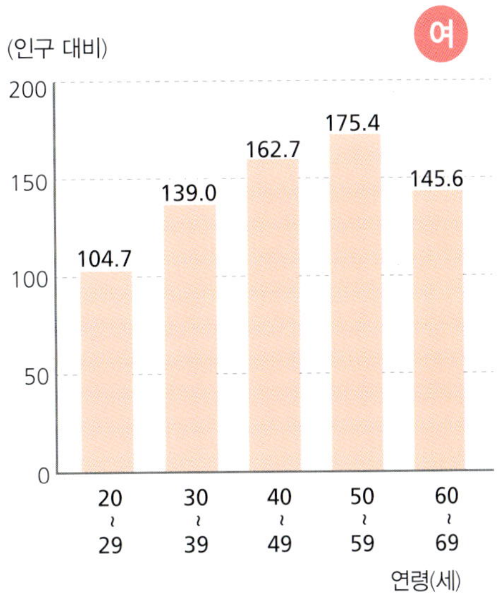

※ 입원 중인 환자는 증상 호소 인구에는 포함되지 않았고, 분모인 세대 인원수에는 포함되었다.
'2013년 국민생활 기초조사' 일본 후생노동성

POINT 통증의 원인을 알고, 생활습관을 바꾸자.

통증을 유발하는 요인

지금까지 설명한 것과 같이 목·어깨·등 통증은 근육의 긴장이 지속되어 혈액순환장애를 일으켜 피로해진 상태에서 발생한다. 따라서, 긴장 상태가 지속되지 않게 한다면 이러한 통증을 줄일 수 있다고 볼 수 있다.

이러한 긴장 상태는 근육을 움직이지 않고 장시간 같은 자세로 있을 때 발생한다. 특히 편리한 전자제품의 보급 등으로 움직일 기회가 점점 줄어든 현대에는 근육 긴장이 장기화되는 경우가 많다.

전철이나 자동차로 통근 및 통학하거나, 사무실에서 모니터를 보게 되면 같은 자세로 장시간 있게 된다. 최근 스마트폰이나 태블릿 PC 등이 보급됨에 따라 좋지 않은 자세가 지속될 때도 많다. 이러한 원인에 운동 부족까지 겹치면, 근육에는 더욱 부담이 증가하게 되는 것이다.

원인은 나쁜 자세와 운동 부족 외에도 있다. 정신적 스트레스 또한, 목·어깨·등에 통증을 유발할 수 있다. 스트레스는 자율신경에 커다란 영향을 미치기 때문이다.

자율신경에는 교감신경과 부교감신경이 있다. 교감신경이 흥분하면 근육이 긴장되고, 부교감신경이 우세해지면 이완되어 근육도 풀어진다.

근육이 긴장하게 되면 혈관이 수축하고 혈류량이 감소한다. 혈류량이 감소하면 근육에 산소가 전달되지 못한다. 산소 부족은 젖산 등 피로물질을 증가시켜 근육에 염증을 유발하고 아픔을 느끼게 한다.

이러한 것들은 주로 사무작업을 하는 직장인들, 트럭 혹은 택시기사, 미용사 및 이발사들에게는 불가피하다. 다양한 요인이 결합되어 발생하는 목·어깨·등 통증을 이해하기 위해 먼저 인체의 구조를 살펴보자.

용어해설

자율신경 : 말초신경의 일부로 의지와는 관계없이 작용한다. 소화, 혈액순환, 발한 등 불수의기관의 기능을 조절(촉진 또는 억제)한다.

목의 긴장이 지속되면 통증을 유발한다!

깨닫지 못하는 사이에 시간은 지나가고 있다...

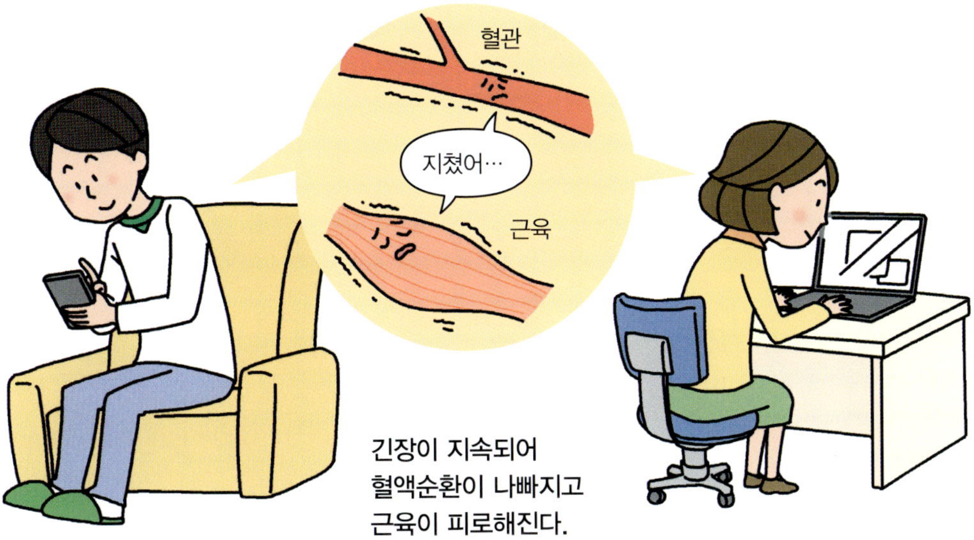

긴장이 지속되어
혈액순환이 나빠지고
근육이 피로해진다.

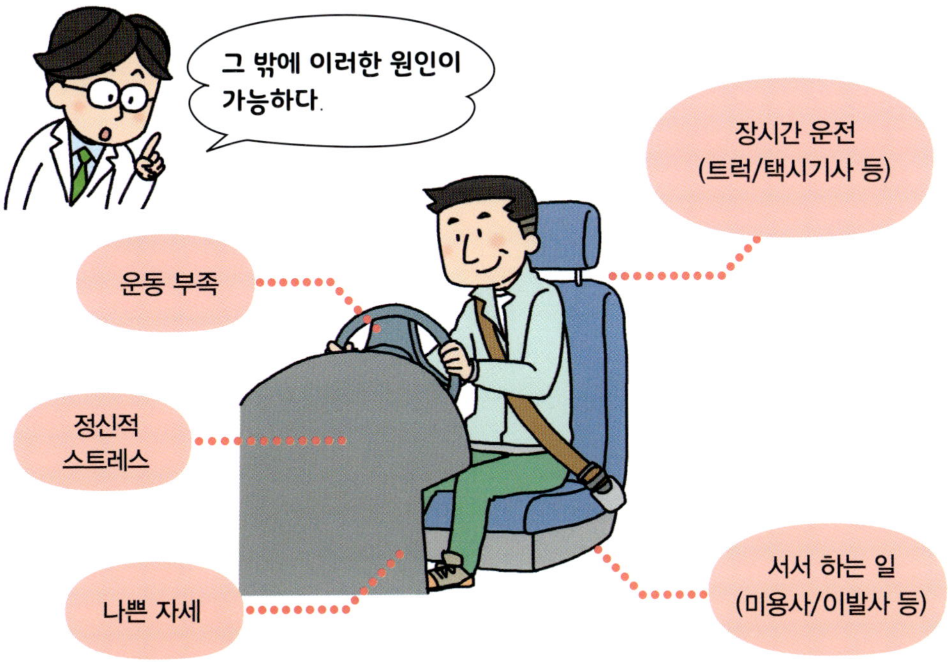

POINT 근육 긴장 ➡ 혈액순환 악화 ➡ 근육의 산소 부족 ➡ 통증 발생

목·어깨·등의 구조를 알고 통증을 해결하자

척추 기둥과 뼈의 구조

목·어깨·등은 몸을 지탱하는 '척추'와 이를 지지하는 '인대', '근육'으로 구성된다. 척추는 일반적으로 '기둥'과 '뼈'로도 알려져 있다. 척추는 24개의 '뼈(추골)'로 두개골에서 골반까지 이어져 머리와 팔, 상체를 지지한다. 척추는 '경추', '흉추', '요추', '천골', '미골'로 나뉘며, 경추는 7개, 흉추는 12개, 요추는 5개의 뼈로 이루어졌다.

뼈(추골)는 원기둥 형태로, 앞쪽은 횡단면이 타원형인 '추체', 뒤쪽은 척수가 지나는 구멍인 '척추관(추공)'과 '추궁'이 있으며, 추궁에서 '극돌기'가 돌출되어 있다.

척추의 뼈와 뼈 사이에는 충격을 완충하기 위해 쿠션 기능을 하는 '추간판(디스크)'이 있다. 척추뼈는 '인대'로 연결되어 있고, 주위 근육이 지지한다.

척추를 옆에서 보면 목과 허리는 앞으로, 가슴과 엉덩이는 뒤로 굽어 S자 형태(생리적 만곡)를 하고 있다.

척추는 태어날 때부터 S자는 아니다. 아기일 때는 척추동물과 마찬가지로 엉금엉금 기어 다니기 때문에 척추는 전체가 뒤로, 목은 앞으로 굽어 있다.

이후 성장하면서 직립하게 되면, 무거운 머리를 받치기 위해 허리는 앞으로, 엉덩이는 뒤로 구부러져 S자 형태를 이루게 된다.

S자 형태는 상체의 무게를 분산시켜 보행 등에 의한 진동이나 충격을 완화하고, 뇌에 악영향을 미치지 않는 구조로 되어 있으며, 인간이 균형있게 직립하는데 도움이 된다.

용어해설

연골 : 탄력성이 높은 연골조직으로 이루어진 기관으로 관절 등에 존재하여 골격의 움직임을 보조할 뿐 아니라 코나 귀 등의 형태를 유지하기도 한다.

직립 자세 유지를 위한 S자 형태

척추는 S자 형태를 이루며, 이를 '생리적 만곡'이라고 한다.

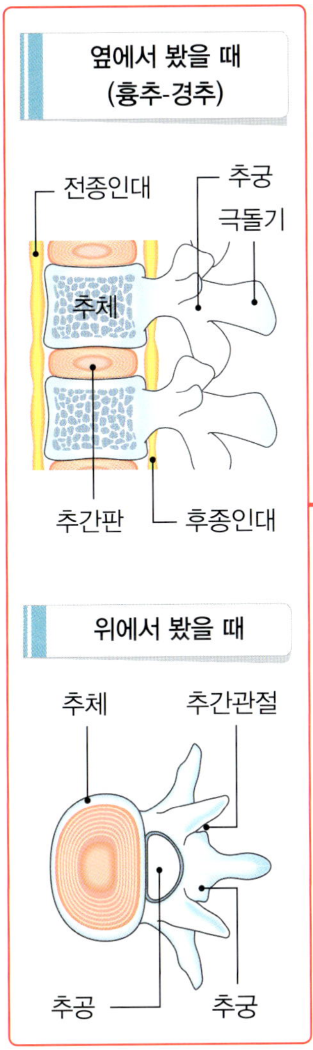

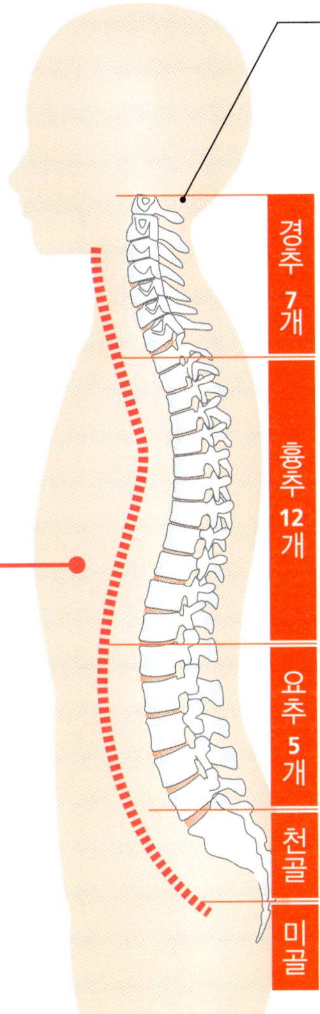

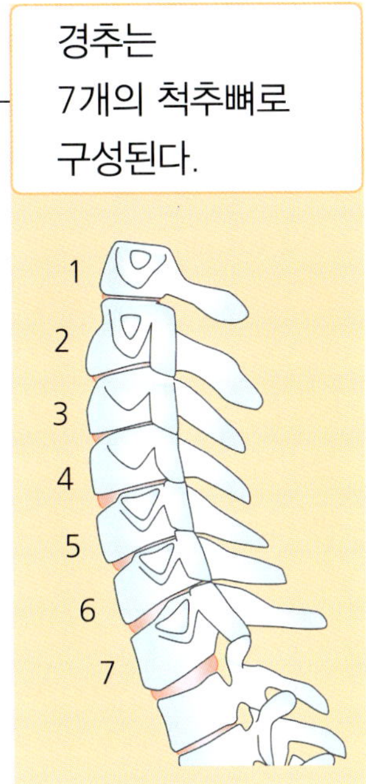

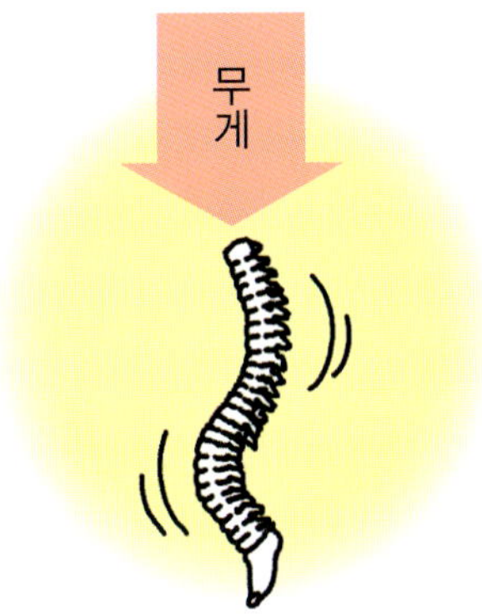

S자 형태는 무게를
분산시켜 충격을
완화한다.

POINT 균형을 유지하며 직립할 수 있는 것은 척추가 S자 형태이기 때문이다.

경추, 추간판, 척추기립근의 구조

척추 중에서도 특히 중요한 역할을 하는 것이 경추이다. 경추는 7개의 추골이 연결되어 목의 가동 범위를 높인다.

목은 머리를 앞으로 60도, 뒤로 50도, 좌우로 50도 정도 기울일 수 있으며, 좌우로 약 70도 회전하여 뒤를 돌아보게 할 수도 있다.

머리에는 시각, 청각, 후각 등 중요한 감각기관이 집중되어 있어 몸을 지키기 위해 필요한 외부 정보를 빠르게 알아챌 수 있는 구조로 되어 있다.

이처럼 목의 원활한 움직임을 제공하는 것은 경추의 추간판과 '척추기립근'이라는 근육이다.

추간판은 척추뼈 사이에 있으며, 탄력성이 있는 원판형 조직으로 중앙부는 젤 형태의 '수핵'이 있다. 그 주위를 '섬유륜'이라는 조직이 감싸고 있어 탄력을 보다 높이고 있다. 목을 구부릴 때 추간판은 형태를 바꿔, 머리의 무게나 다양한 충격을 흡수한다.

추간판은 노화에 따라 그 기능이 서서히 저하되면서 탄력성을 잃고, 두께가 감소하며 딱딱해진다. 이로 인해 머리 무게와 충격을 견디지 못하고 변형되어 척추뼈끼리 부딪혀 마모되고, 손상되어 목과 어깨에 통증이 유발된다.

추간판과 더불어 중요한 기능을 담당하는 것이 척추기립근이다. 척추기립근은 목 주변의 근육들로 목뒤에서 척추를 따라 양쪽에 위치하여 고개를 앞으로 숙일 때 척추기립근이 늘어나 필요 이상으로 구부러지지 않도록 조절한다. 반대로 고개를 들 때는 척추기립근이 수축하여 머리를 위로 들어 올린다.

척추기립근은 항상 약 6~7kg의 머리를 지탱하고 움직임을 조절하므로 상당한 부담이 가해지고 쉽게 피로해진다. 사무작업이나 스마트폰 조작과 같이 고개를 숙인 채 장시간을 보내면, 척추기립근이 늘어난 상태가 지속되어 목·어깨·등에 통증이 발생한다.

용어해설

경추 : 척추의 일부로 7개의 추골로 구성된다. 최상부에서 두개골과 연결된 부분을 환추(1번 경추), 그 아래를 '축추(2번 경추)'라고 하며 목의 큰 움직임을 지지하고 있다.

경추, 추간판, 척추기립근의 구조

목은 복잡한 움직임이 가능

● 앞으로 약 60도 숙일 수 있다.

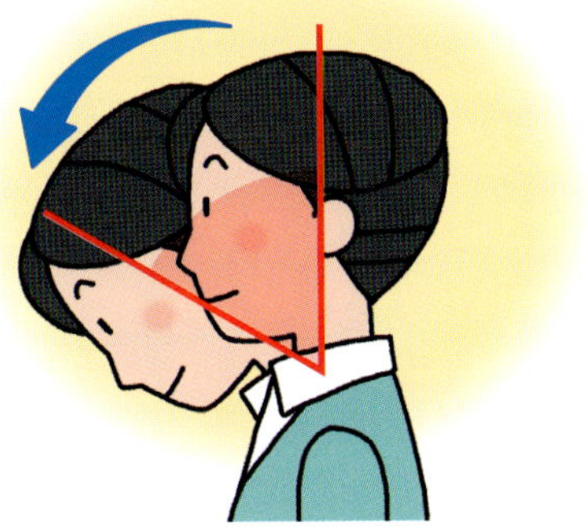

● 뒤로 약 50도 젖힐 수 있다.

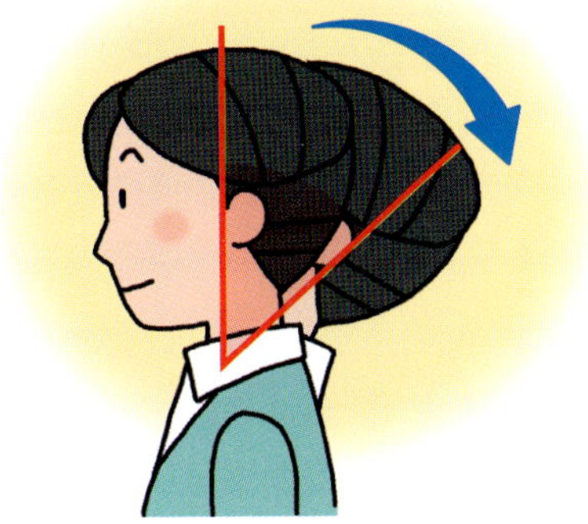

● 좌우로 약 50도 기울일 수 있다.

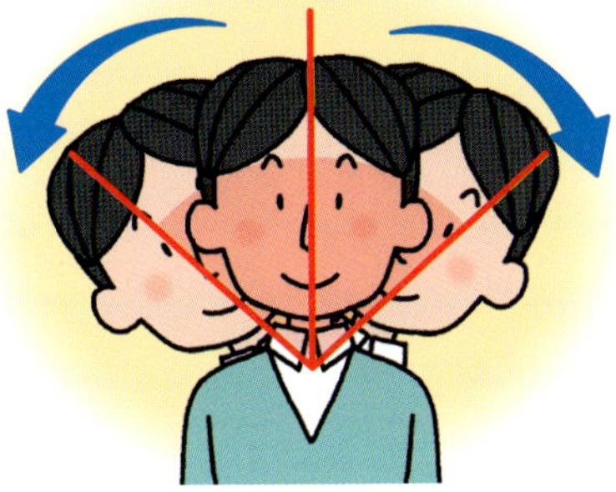

● 좌우로 약 70도 회전할 수 있다.

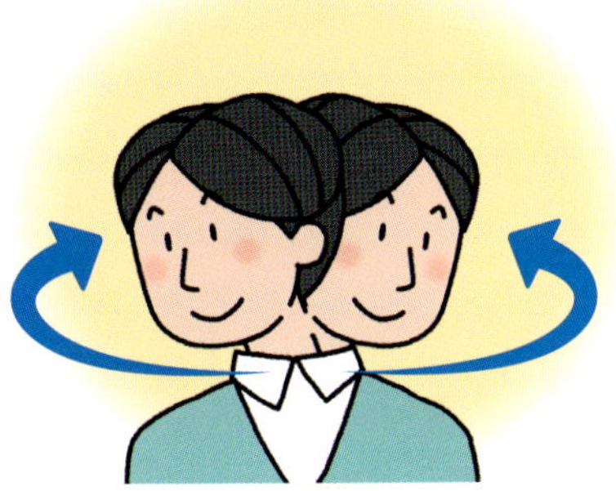

복잡하게 움직일 수 있는 것은 머리를 지지하는 '척추기립근' 때문이다.

고개를 들 때

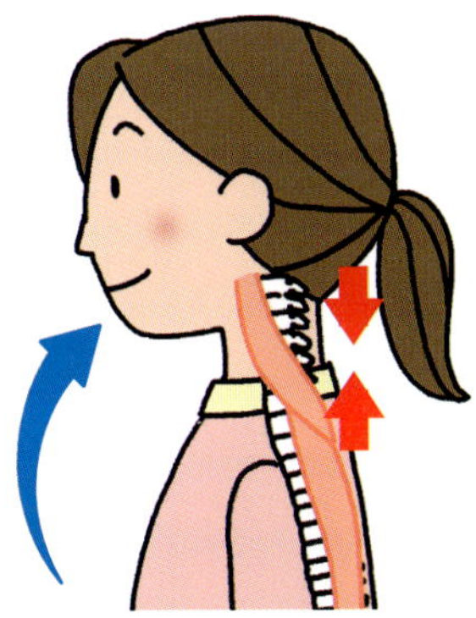

척추기립근이 수축하여 머리를 바로 들어 올릴 수 있다.

고개를 앞으로 숙일 때

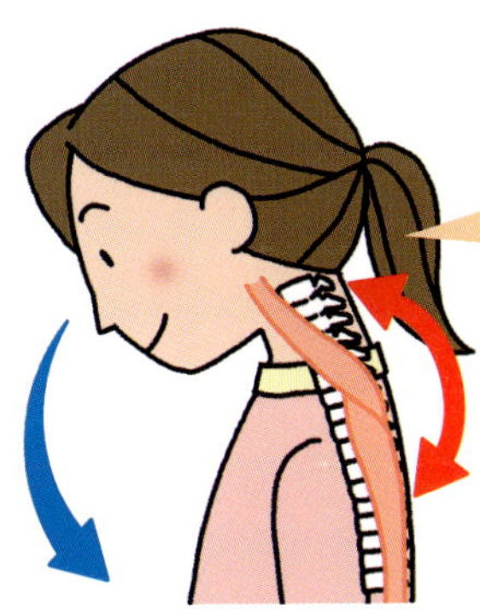

척추기립근이 신전하여(늘어나) 고개를 앞으로 숙일 수 있다.

척추뼈를 보호하는 쿠션역할을 하는 추간판

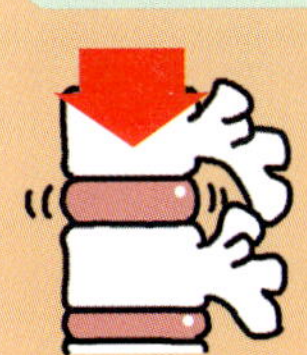

고개를 바로 세운 상태에서는 무게를 지탱한다.

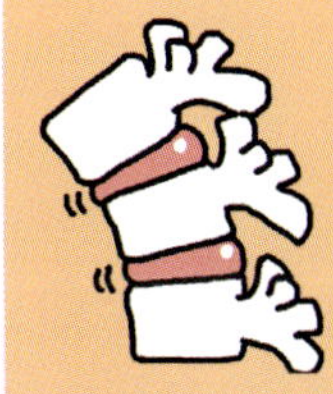

고개를 숙일 때에는 유연하게 형태를 바꾼다.

어깨와 등의 골격 구조

목과 마찬가지로 어깨는 가동 범위가 넓다. 어깨는 주로 '상완골', '견갑골', '쇄골'로 구성되어 상하·좌우·전후·회전 등 다양한 움직임이 가능하다. 이는 그 주변의 '관절' 덕분이다.

어깨에는 좌우에 '늑골관절', '쇄골관절', '견쇄관절', '견봉하관절', '견갑상완관절', '흉늑관절', '견갑흉곽관절'이 한 쌍씩 존재한다.

견갑상완관절은 일반적으로 '견관절'이라고 하며, 가장 가동 범위가 넓다. 견갑상완관절은 등의 상부 좌우에 있는 '견갑골'과 두 팔에 있는 '상완골'로 구성된다.

견갑상완관절은 상완골 끝 부분에 구형의 골두가 견갑골의 얕은 오목(견갑골 관절와)에 들어가 자유롭게 움직인다. 한편 결합 부분이 얕기 때문에 상완골이 탈구되기 쉽다. 탈구는 한번 발생하면 이후에도 계속적으로 반복될 수 있어 어깨를 부딪히는 럭비 등의 운동에서는 주의를 요한다. 어깨는 체중의 약 1/8에 해당하는 양팔을 언제나 매달고 있어 부담이 큰 부분이라고 할 수 있다.

견갑골은 '조개껍데기 뼈'라고도 하며, 2번과 8번 늑골 사이에 존재하는 역삼각형 뼈이다. 양쪽에 한 쌍이 있고 견갑상완관절과 견봉하관절에서 상완골과 견쇄관절에서 쇄골과 연결되어 있다.

견갑골은 주위의 근육을 통해 상체의 움직임과 연동된다. 견갑골의 움직임이 나빠지면 목·어깨·등에 통증이 유발될 수 있다.

쇄골은 흉곽의 앞면에 있는 흉골과 견갑골을 이어 어깨를 구성하고, 흉골 측은 흉쇄관절, 견갑골 측은 견쇄관절과 연결된다. 사람과 원숭이는 쇄골이 있어, 아기가 부모에게 달라 붙는 팔의 움직임이 가능하지만, 소나 말 등의 포유류는 쇄골이 퇴화되어 있다.

용어해설

흉곽 : 늑골, 흉추, 흉골로 이루어져 흉부를 형성하는 부분. 흉곽 내에는 연결된 대혈관, 폐, 식도 등이 있다.

팔의 움직임을 지탱하는 어깨·등의 골격

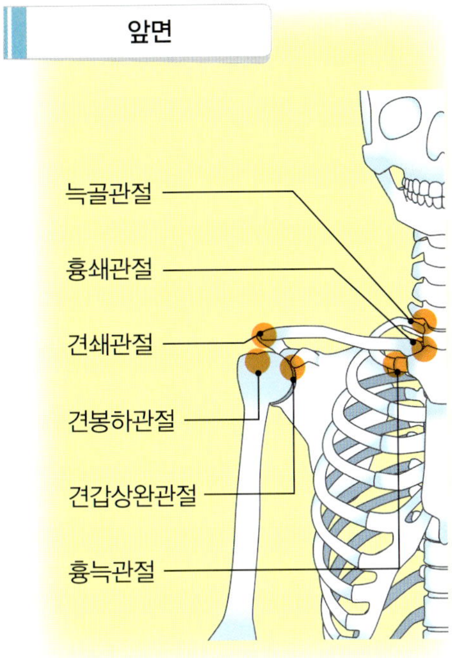

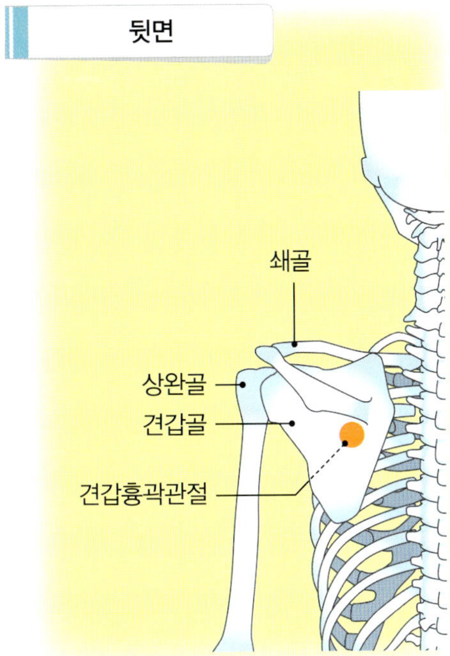

다수의 관절이 조합되어 팔의 자유로운 움직임이 가능해진다.

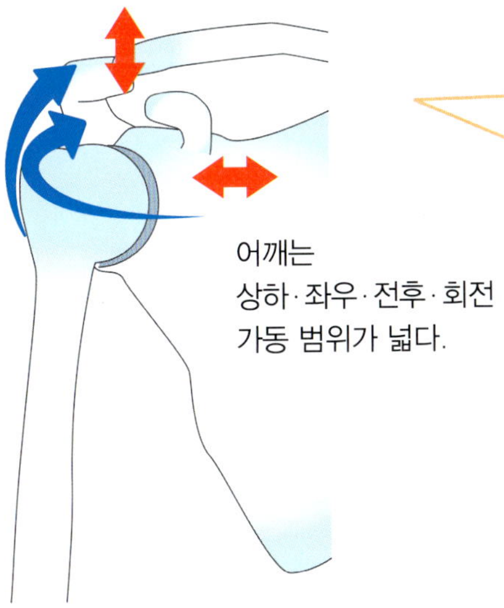

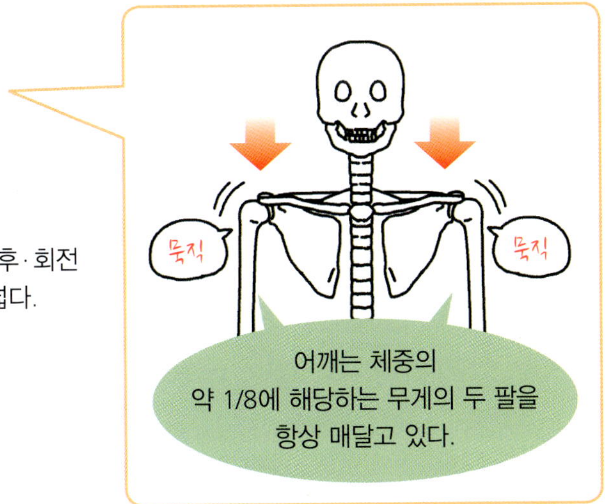

POINT 결합 부분이 얕아 자유로운 움직임이 가능한 반면, 탈구되기가 쉽다.

골격과 근육의 관계

목과 팔의 복잡한 움직임을 조절하는 것은 골격과 연동된 근육인 '골격근'이다. 좌우 대칭으로 몸의 표면을 덮는 근육을 '표층근(outer muscle)', 그 안쪽에 있는 근육을 '심층근(inner muscle)'이라고 한다.

목·어깨·등의 표층근에는 목의 뒤쪽에서 견갑골을 덮는 '승모근', 귀 아래에서 쇄골로 이어지는 '흉쇄유돌근', 견갑상완관절을 감싸는 '삼각근', 등에서 허리와 겨드랑이를 덮는 '광배근'이 있다.

심층근에는 승모근 아래에 있어 견갑골을 안쪽으로 끌어당기는 '대능형근'과 '소능형근', 목의 옆면에서 어깨로 이어져 견갑골을 들어 올리고, 머리를 받치는 '견갑거근' 등이 있다. 이러한 골격근은 몸의 움직임을 원활하게 하는데 중요한 기능을 한다. 특히 표층근은 신체를 부드럽게 움직이도록 하며, 심층근은 다양한 동작을 가능하게 하고, 바른 자세를 유지하게 한다. 심층근에 대한 부담이 커지고, 제대로 몸을 지지할 수 없게 되면, 표층근이 이를 보상하게 되어 '결림(뭉침)'이 발생한다.

예를 들어 컴퓨터나 스마트폰을 사용할 때 고개를 숙이게 되면 앞으로 구부정하게 기울인 자세가 된다. 이러한 상태로 무거운 머리를 장시간 받치고 있으면, 심층근인 견갑거근과 척추기립근 등의 긴장 상태가 지속되어, 근육이 피로해진다. 이러한 근육 피로가 표층근인 승모근에도 부담을 주어 목·어깨·등에 통증을 유발한다. 이와 같은 통증과 뭉침 등을 결림이라고 한다. 이 때 근육은 매우 단단해지고 이를 방치해두면 관절에도 영향을 미쳐 병변이 발생하기도 한다.

목·어깨·등의 통증 기전을 알기 위해서는 이러한 근육의 구조와 근육 간 영향을 이해해야 한다.

용어해설

골격근 : 근육 중, 골격과 연동하여 의도한 힘으로 움직일 수 있는 근육(수의근). 횡문(가로무늬)근이라고도 한다.

목·어깨·등의 근육

목·어깨·등의 주요 표층근과 심층근

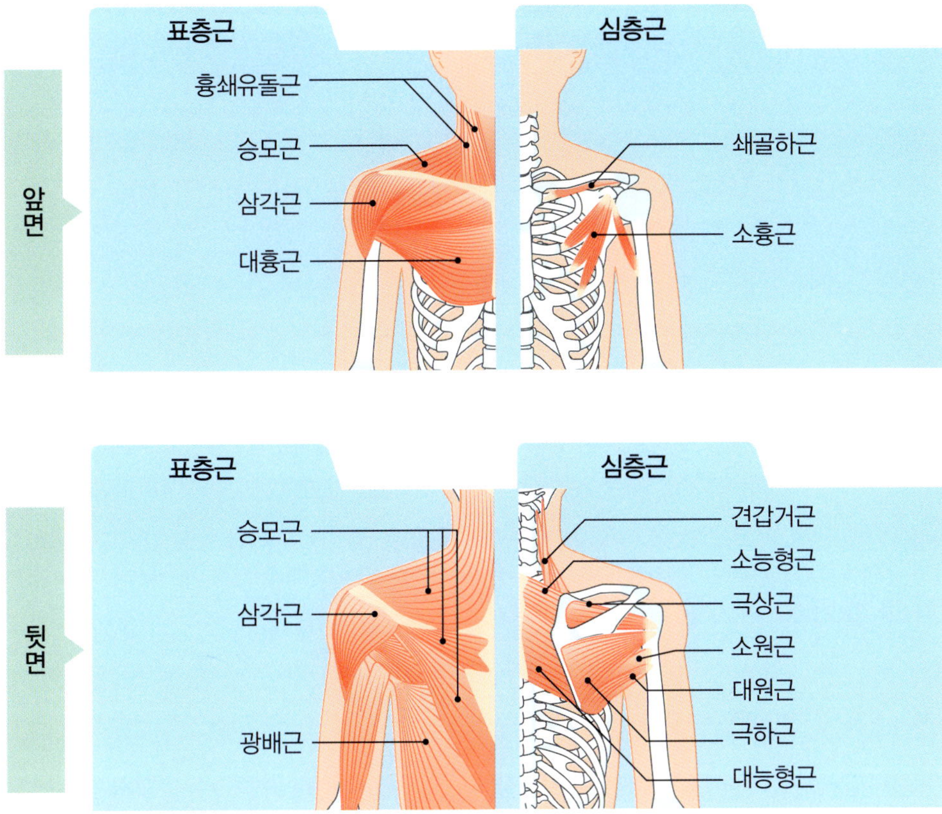

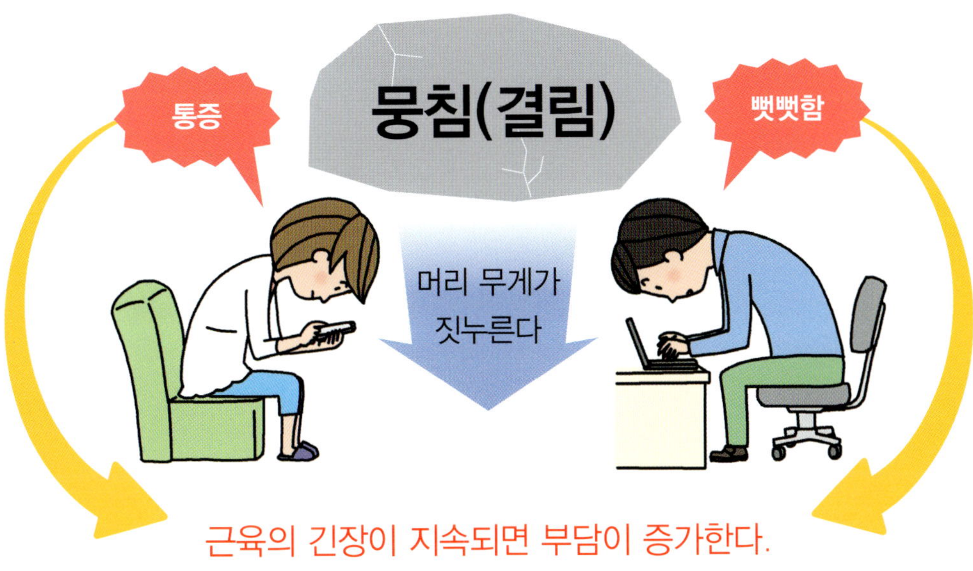

질환이 의심되는 경우

목·어깨·등에 통증이나 위화감이 있어도 '자주 있는 일이니까', '곧 있으면 나을거야'라며 방치해 버리는 경우가 있다. 하지만 그 통증이나 위화감은 무서운 병의 근원일지도 모른다.

통증이나 위화감의 대부분은 근육의 긴장 상태에서 오는 근육 피로나 혈액순환장애에 의한 것이지만 그 중에는 생명을 위협하는 심각한 질병이 숨어 있을 수도 있다.

목·어깨·등의 통증이나 위화감은 근육 피로나 혈액순환장애 이외의 원인에 의해 발생할 수 있다. 목·어깨·등에 어떠한 이상이 있거나, 목·어깨·등과는 전혀 관계가 없는 장기나 조직에 이상이 있는 등의 경우이다.

여기에는 다음과 같은 질병들을 생각할 수 있다.

● 목·어깨·등에 이상이 있는 경우

일상 중 혹사하기 쉬운 척추뼈와 추간판, 인대, 근육에 이상이 생겨 통증과 위화감이 유발된다. 대표적인 질환에는 '퇴행성 경추증', '경추추간판탈출증(ruptured cervical disk)', '후종인대골화증(ossification of posterior longitudinal ligament)' 등이 있다.

● 기타 장기와 조직에 이상이 있는 경우

언뜻 보기엔 아무 관련도 없어 보이는 장기나 조직에 이상이 있을 때 목·어깨·등에 통증이 발생하기도 한다. 예를 들어, 몸을 움직일 때 어깨가 아프면 '심근경색' 혹은 '협심증'의 징후일 수 있다. 또한, 폐나 췌장, 담낭 등 내장 질환의 증상인 경우도 있다. 그 밖에도 감염, 안과 질환, 이비인후과 질환, 심인성(psychogenic) 질환의 증상으로 나타나기도 한다.

평소와 다름없는 통증으로 여겼지만, 실제로는 심각한 병이 숨어 있을 수 있으므로 4장이나 5장에서 제시한 해소 방법을 시행해도 증상이 호전되지 않는다면, 의사의 진찰을 받아보는 것이 좋다.

질환으로 인한 통증인 경우

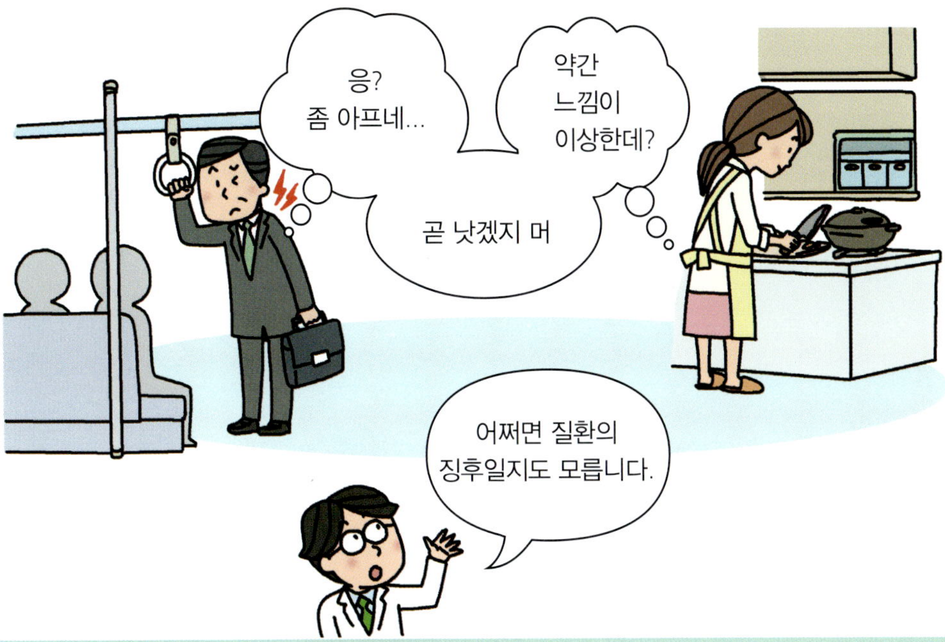
응?
좀 아프네…
약간
느낌이
이상한데?
곧 낫겠지 머
어쩌면 질환의
징후일지도 모릅니다.

심각한 질환이 수반되어 있는 경우

기타 장기와 조직에 이상이 있을 때

- 심근경색
- 협심증
- 기타 내장 질환
- 감염증
- 안과 질환
- 이비인후과 질환
- 심인성 질환

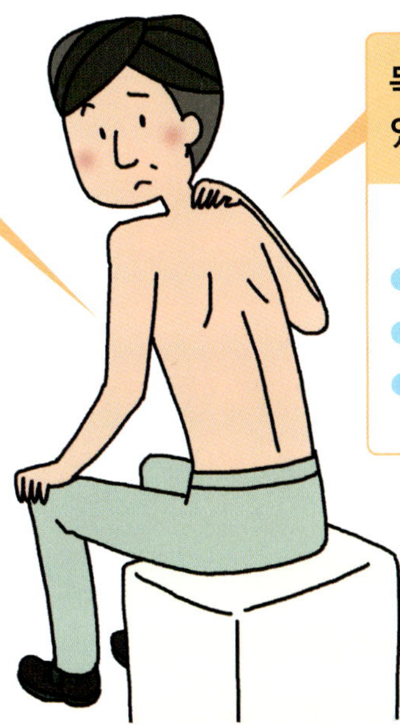

목·어깨·등에 이상이 있을 때

- 퇴행성 경추증
- 경추추간판탈출증
- 후종인대골화증

POINT 증상이 개선되지 않는 경우 심각한 질환이 있는 것은 아닌지 진찰을 받아 본다.

column

아플 때는 교정센터에 가야 하나요? 병원(정형외과)에 가야 하나요?

목·어깨·등이 아플 때는 병원이나 교정센터 중 어디에 가야할지 고민된다.

통증치료에서 중요한 것은 그 원인을 파악하는 것이다. 따라서 통증의 원인을 알 수 없는 경우에는 우선 병원이나 의원에서 진료를 받는 것이 좋다.

병원에서 전문의가 진찰하여 신체 검사 소견과 엑스레이나 MRI 등의 검사를 바탕으로 통증의 원인을 밝혀낸다.

이후 증상과 병태를 종합하여 투약, 주사, 수술, 재활 등의 치료를 시행한다.

교정센터에서는 염좌나 타박, 탈구 등 급성기 외상을 대상으로 간단한 통증 개선을 위해 운동 지도를 한다. 교정센터는 영상 검사를 이용한 진단을 하거나, 만성 질환 등에 의한 통증을 다루지는 못한다.

아픈 증상 뒤에는 중대한 질환이 숨어 있을 수도 있다. 또한, 단순한 타박상이라고 여겼다가 힘줄이 손상되는 경우도 있다.

그러므로, 원인을 확실히 알고 적절한 치료를 받기 위해서는 우선 병원(정형외과)을 방문해 진료를 받는 것이 좋다.

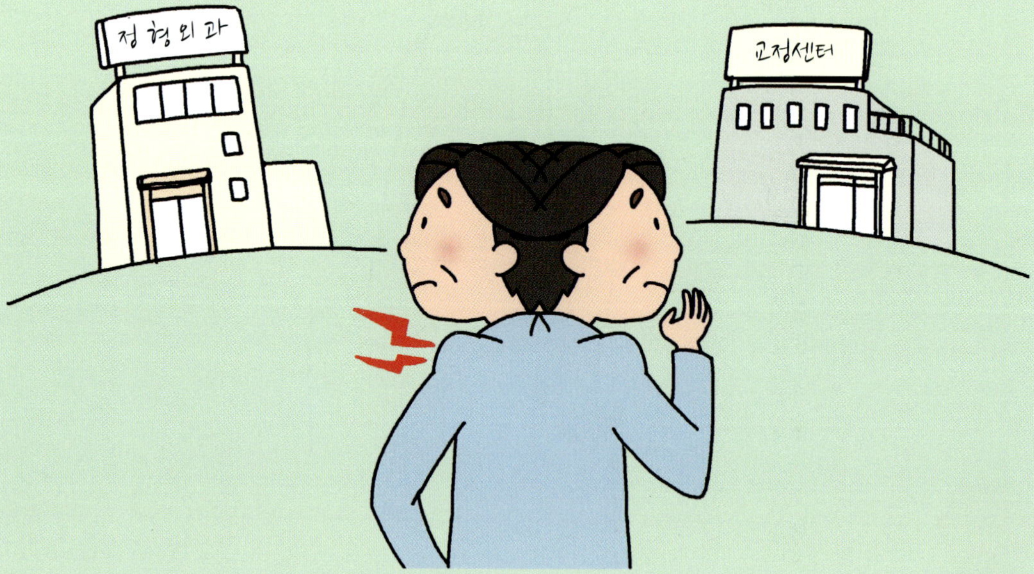

Chapter 2

목·어깨·등이 아픈 이유는?

목·어깨·등이 아픈 이유는 무엇일까? 증상을 유발시킨 요인과 악화되는 기전에 대해 설명한다.

결림(뭉침)과 통증의 기전

가장 큰 원인은 근육 피로와 혈액순환장애

결림과 통증은 왜 생기는 걸까?

그 원인은 근육이 피로해지고 혈액순환이 나빠지기 때문이다. 이 두 가지 원인은 서로 관련이 있다.

근육을 과도하게 쓸 때 피로해지는 것은 당연하지만, 사실 움직이지 않아도 피로해진다.

근육은 조직 내 포도당을 연소시켜 에너지로 전환한다. 연소를 위해서는 혈액에 운반해주는 산소가 필요하다. 그런데 혈액순환이 나빠지면 혈액에서 공급받는 산소가 부족해져 포도당이 불완전 연소하게 된다.

불완전 연소된 포도당은 피로물질인 젖산 등의 노폐물이 된다. 이 노폐물이 근육 내에 쌓이면 근육과 그 주변의 말초신경을 자극하여 통증과 불쾌감이 발생한다. 이것이 어깨 결림이 발생하는 기전이다.

따라서 몸을 적절히 움직이면 근육 주변의 혈액순환이 좋아지고 노폐물을 제거할 수 있다.

근육이 피로해지면 근육조직인 근섬유가 팽창하여 근육 사이를 지나는 혈관이 압박되고, 혈류가 나빠진다. 근육의 피로로 인해 혈액순환장애가 유발되는 것이다.

이처럼 혈액순환이 나빠지면 근육에 노폐물이 쌓인다. 근섬유의 팽창은 해소되지 않고 오히려 혈액순환이 나빠진다. 그리고 혈관에서 산소공급이 부족해지고, 노폐물이 축적되면 피로가 해소되지 못하고 통증과 불쾌감이 더욱 악화되는 악순환에 빠진다.

그러면 이러한 근육 피로와 혈액순환장애를 일으키는 생활습관인 결림과 통증의 3대 요인을 알아보자.

근육 피로와 혈액순환장애가 결림(뭉침)과 통증을 일으킨다.

혈액순환이 좋을 때

노폐물이 근육에서 원활히 배출되어 어깨가 잘 뭉치지 않는다.

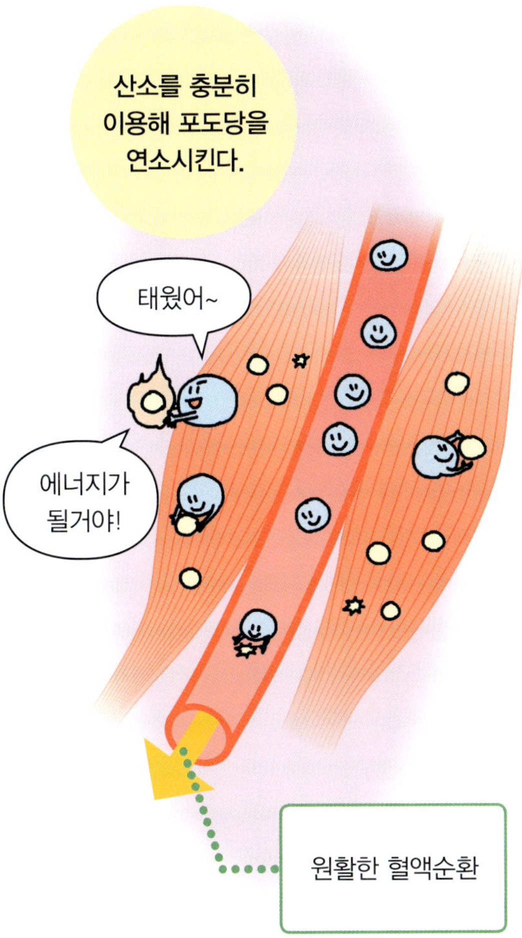

혈액순환이 나쁠 때

- 산소 부족
- 노폐물 생성
- 노폐물 정체

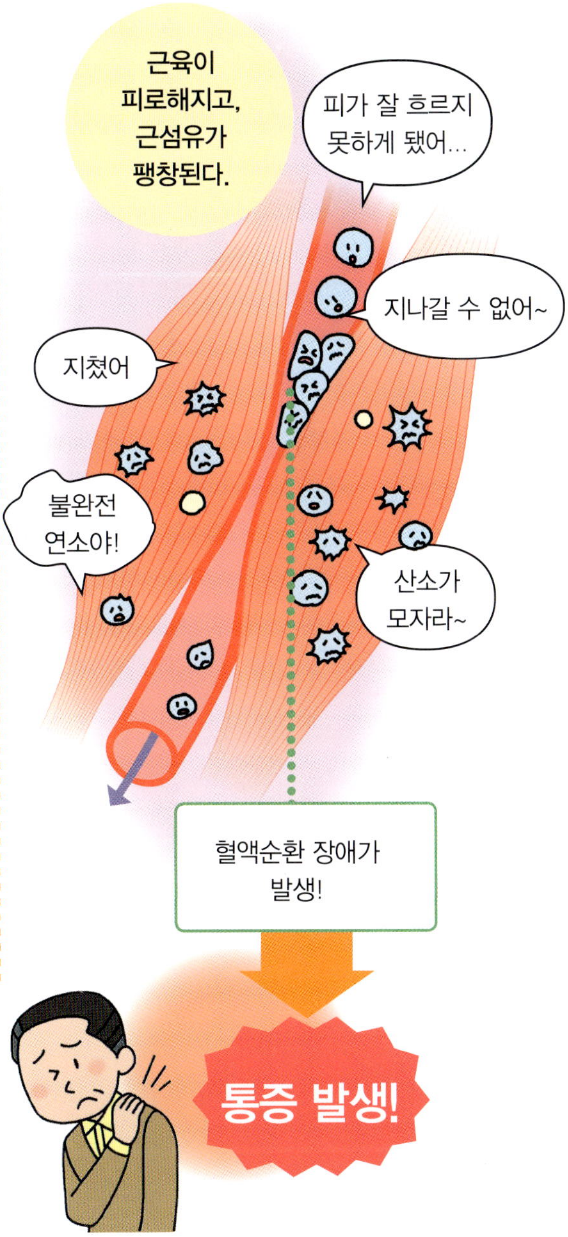

혈액순환장애로 인해 산소 공급이 부족해져 노폐물이 쌓이게 된다.

결림(뭉침)과 통증의 3대 요인

나쁜 자세와 생활습관

우리 생활 속에서 근육이 피로해지거나 혈액순환장애를 유발하는 요인에는 어떤 것들이 있을까? 대표적인 3대 요인에는 나쁜 자세, 운동 부족, 스트레스가 있다.

이 중 나쁜 자세는 근육의 긴장이 지속되어 근육 피로를 유발한다. 또한, 혈액순환을 방해하고 노폐물을 정체시켜 통증을 유발한다.

8쪽에서 설명한 것과 같이 척추뼈는 부드러운 S자 형태를 이루어 충격과 부담을 경감시킨다. 하지만 의외로 바른 자세를 유지하지 못하는 사람들이 많다.

예를 들어, 등이 둥글게 말린 고양이 등 자세라면 등은 C자 형태가 되어 S자 형태를 유지하지 못한다. 그러면 머리를 제대로 받치지 못해 항상 목 뒤나 등 근육이 긴장하게 된다. 근육이 계속 긴장하게 되면 혈액순환이 나빠지고, 노폐물이 쌓여 결림(뭉침)과 통증이 발생한다.

따라서 고양이 등 자세의 사람들은 어깨가 쉽게 결리게 된다.

그 밖에도 한쪽 다리로만 체중을 싣고 서거나(짝다리), 가방을 항상 한쪽 어깨에만 매는 것처럼 부하가 한쪽으로 쏠리는 사람들 또한, 어깨가 쉽게 결리게 된다. 그리고 의자에 앉아 있을 때도 자세에 주의해야 한다.

앉아 있을 때 엉덩이를 살짝 걸치고(얕게) 앉거나, 팔꿈치를 괴고 있는 자세 또한, 목·어깨·등의 근육에 부담을 주어 혈액순환을 방해한다.

특히 앉아 있을 때는 같은 자세로 오래 있기 쉬우므로, 자세를 바로잡고, 적절히 몸을 움직이도록 의식하는 것이 좋다.

결림(뭉침)과 통증을 유발하는 자세

피해야 할 자세

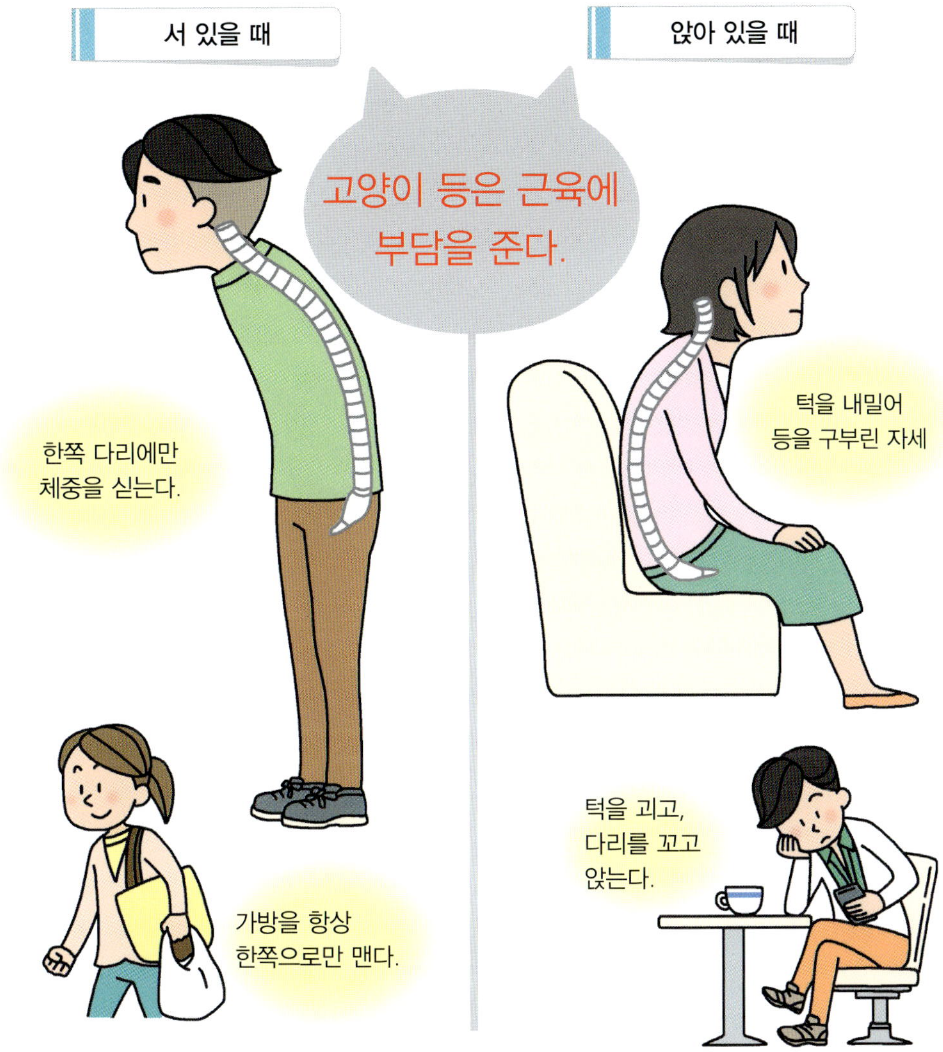
서 있을 때
앉아 있을 때
고양이 등은 근육에 부담을 준다.
한쪽 다리에만 체중을 싣는다.
턱을 내밀어 등을 구부린 자세
가방을 항상 한쪽으로만 맨다.
턱을 괴고, 다리를 꼬고 앉는다.

등이 정상적인 S자 형태가 되지 못하면, 머리를 제대로 받칠 수 없고, 근육이 긴장된다.

POINT 적절하게 자세를 바꾸고, 몸을 자주 움직이자!

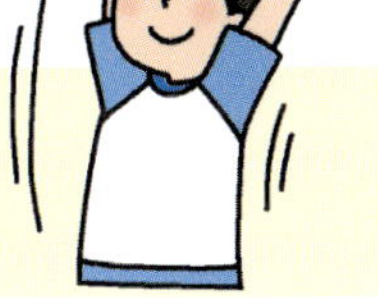

운동 부족, 스트레스

결림(뭉침)과 통증을 유발하는 두 번째 요인은 운동 부족이다.

편리해진 세상을 살아가는 현대인들은 운동이 부족해지기 쉽다.

운동을 하지 않으면, 어깨와 목의 움직임이 줄고, 혈액순환이 불충분해진다. 움직이지 않으면 근육 또한, 굳게 된다. 한 자세로 장시간 있는 것은 결림과 통증의 원인이 된다.

또한, 운동량이 적은 사람은 근육의 양도 줄어 어깨 결림이 발생하기 쉽다.

결림(뭉침)과 통증을 예방하기 위해서 몸을 움직여보자. 특히 책을 읽거나 컴퓨터, 스마트폰으로 작업할 때 집중하게 되면 몸을 움직이지 않고 줄곧 같은 자세로 있게 된다.

정기적으로 어깨와 목을 움직이거나 팔을 들어 올리고 내리기, 일어서기, 걷기와 같이 움직이자. 평소 운동량을 늘리도록 신경 쓰는 것이 중요하다.

그리고 3대 요인 중 세 번째는 정신적 스트레스이다.

인체 내에서 체온조절, 혈액순환, 호흡과 같이 무의식적인 기능을 담당하는 것이 자율신경이다. 자율신경은 근육의 긴장도나 혈액순환과도 연관되므로, 장시간 스트레스를 받거나 긴장이 지속되면 균형을 잃고 결림(뭉침)과 통증이 발생한다.

또한, 근육의 통증이 또 다른 스트레스로 작용해 자율신경의 균형을 교란시키기도 한다.

어깨 결림이 지속될 때는 스트레스를 많이 받고 있는지도 모른다.

운동 부족과 스트레스가 어깨 결림의 원인이다.

운동 부족은 통증의 원인

운동량이 적으면 혈액순환이 나빠지고, 근육량이 감소하여 결림과 통증이 발생하게 된다.

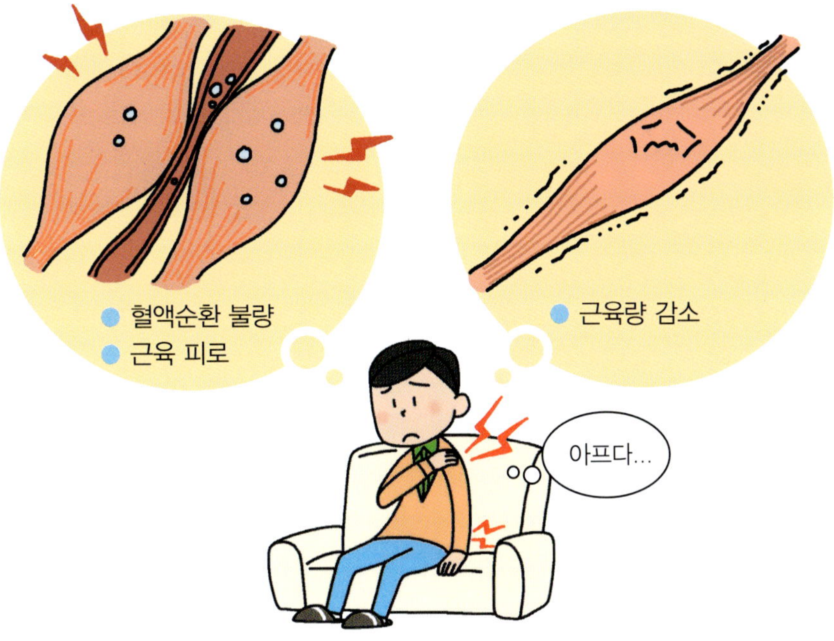

극심한 스트레스는 통증의 원인

스트레스가 많으면 자율신경의 균형이 흐트러져 결림과 통증이 발생하게 된다.

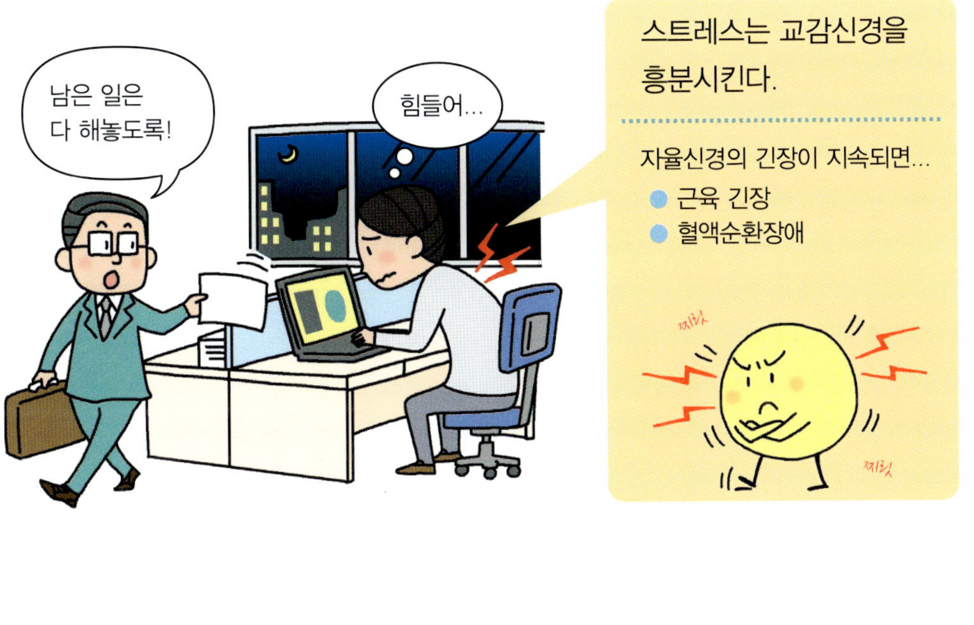
남은 일은
다 해놓도록!
힘들어...
스트레스는 교감신경을
흥분시킨다.
자율신경의 긴장이 지속되면...
근육 긴장
혈액순환장애

악순환의 고리를 끊자!

결림(뭉침)과 통증을 악화시키는 어깨 결림의 악순환

어깨가 일시적으로 결리거나 심하지 않은 경우 원인을 피하면 자연스럽게 증상이 해소되기도 한다. 이를테면, 높은 곳을 장시간 올려다보거나, 목의 외상으로 잠시 동안 움직이지 못해 어깨가 결리게 된 경우는 그 원인이 해소되면 증상이 자연스럽게 호전된다. 그러나 어깨 결림의 원인이 계속 지속된다면 증상이 장기화될 것이다.

앞서 설명한 어깨 결림의 3대 요인인 나쁜 자세, 운동 부족, 스트레스는 오랫동안 지속된 습관인 경우가 흔하다. 어깨 결림이 장기화되고 있는 사람도 많다.

장기간 근육의 긴장 상태가 지속되면 그 부위의 혈액순환이 나빠지거나 노폐물이 쌓이게 된다. 또한, 혈액순환이 악화되어 산소가 부족해진 근육은 팽창하고 혈류는 더욱 나빠지게 된다.

통증과 불쾌감이 뇌로 전달되면, 이것이 스트레스가 되어 근육 피로가 악화되고, 혈류도 나빠진다. 이렇게 되면 결림(뭉침)과 통증은 악화될 뿐만 아니라 치료가 어려워지게 된다.

이것을 어깨 결림의 악순환이라고 한다.

어깨 결림이 만성화되면 쉽게 피로해지고 몸의 다른 부분에도 영향을 미치게 되는데 이를 대수롭지 않게 생각하면 안된다. 악순환에 빠지기 전에 어깨 결림을 초래하는 생활습관을 고치고, 악순환의 고리를 끊어 증상을 해소해야 한다.

또, 몸을 차게 하여도 혈류량이 줄어 어깨 결림이나 통증을 초래할 수 있다.

결림(뭉침)과 통증을 악화시키는 어깨 결림의 악순환

근육 긴장

통증 신호가 근육을 점점 긴장시키고 혈관을 압박한다.

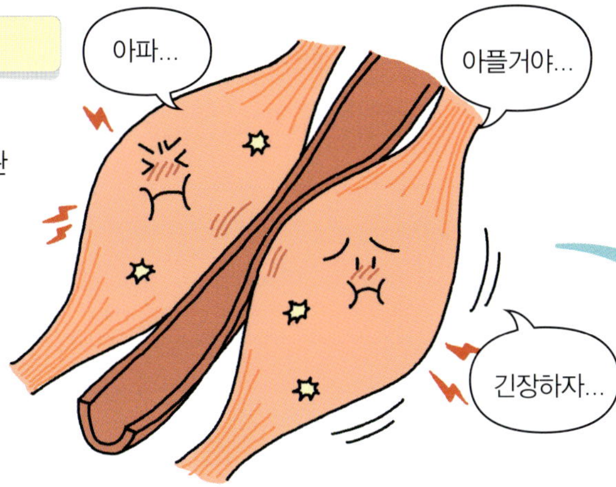

산소 감소

피로해진 근육조직이 팽창하여 혈관을 압박하고, 혈류가 저해되어 산소공급량이 감소한다.

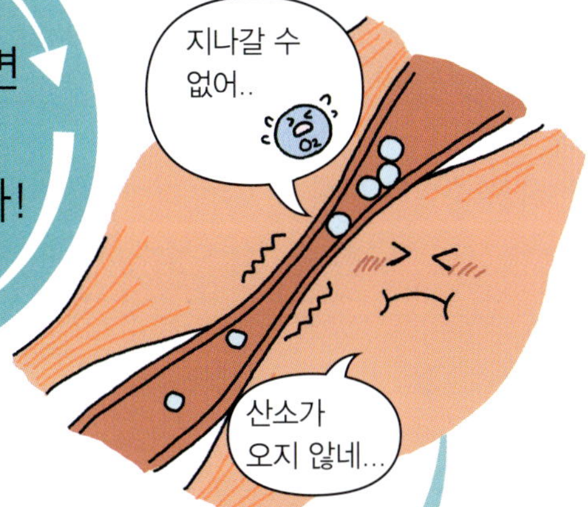

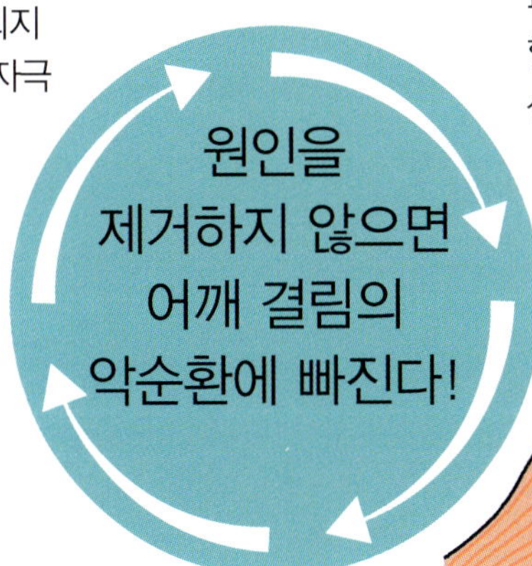

근육이 더욱 팽창

산소가 부족해진 근육은 점점 더 팽창하여 혈액순환을 방해한다.

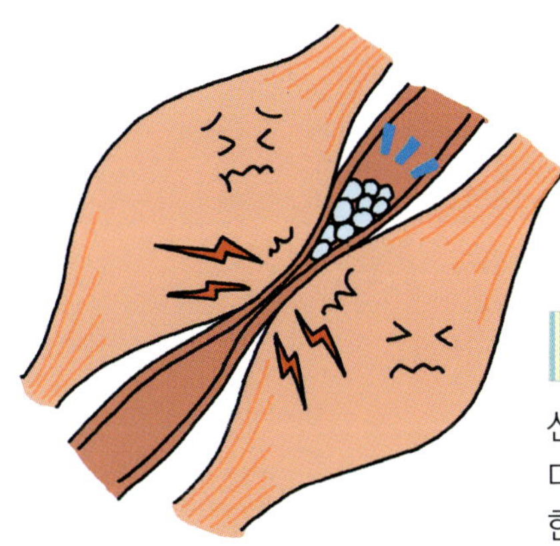

말초신경 자극

혈액순환장애로 인해 배출되지 못한 노폐물이 말초신경을 자극한다.

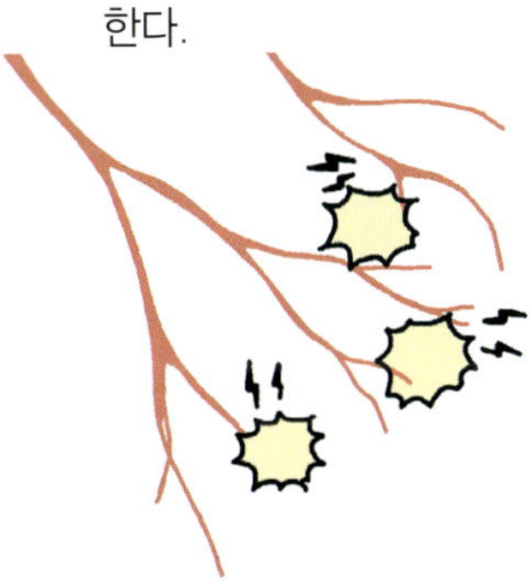

결림(뭉침)과 통증을 유발하는 의외의 요인

노화로 인한 결림(뭉침)과 통증

지금까지 소개한 요인 외에도 노화로 인한 결림(뭉침)과 통증이 유발되기도 한다. 노화는 고령자뿐만 아니라 실제로 젊은 나이부터 시작된다. 눈에 보이는 노화 현상이 발생하기 훨씬 전부터 체내 조직의 퇴행성 변화가 시작되는 것이다.

노화에 의한 것에는 우선 근력 저하가 있다. 근력이 저하되면 혈액순환장애가 발생하여 어깨가 결리게 된다. 개인차는 있지만, 노화의 정도에 따라 근력이 쇠퇴하여 회복하기 힘들어진다.

또한, 척추조직의 퇴행성 변화도 서서히 진행한다. 특히 추간판의 변성이 가장 영향을 많이 받는다. 추간판의 수핵은 수분을 다량 함유하여 탄력을 유지하지만, 10대부터 수분량이 감소하기 시작한다. 출생 시 90% 이상이었던 수분 함유량이 성인에서는 70~80%까지 줄어든다.

추간판의 수분량이 감소하면, 탄력성을 잃게 된다. 그 결과 머리 무게나 다리로부터의 충격을 흡수하는 기능이 저하된다. 그러면 목과 어깨, 등 근육에 머리 무게나 다리로부터의 충격이 직접 전달되고, 그 자극으로 인해 근육이 긴장되어 어깨 결림이나 통증이 발생한다.

또한, 추간판이 딱딱해지면(경화), 인접한 척추뼈가 직접 부딪히게 되어, 표면이 변성되고 척추 기둥이 변형되어 바른 자세를 취하기 어려워진다.

이것이 근육의 긴장을 초래하고 어깨 결림이나 통증을 일으킨다. 특히, 추간판의 수분이 적어져 탄력성을 잃게 되면 수핵을 둘러싼 섬유륜이 찢겨 수핵이 밖으로 나오고 신경을 자극하여 통증을 유발하는 '경추추간판탈출증'(p. 46)이 생길 수 있다.

노화에 따라 체내 조직에 퇴행성 변화가 발생한다.

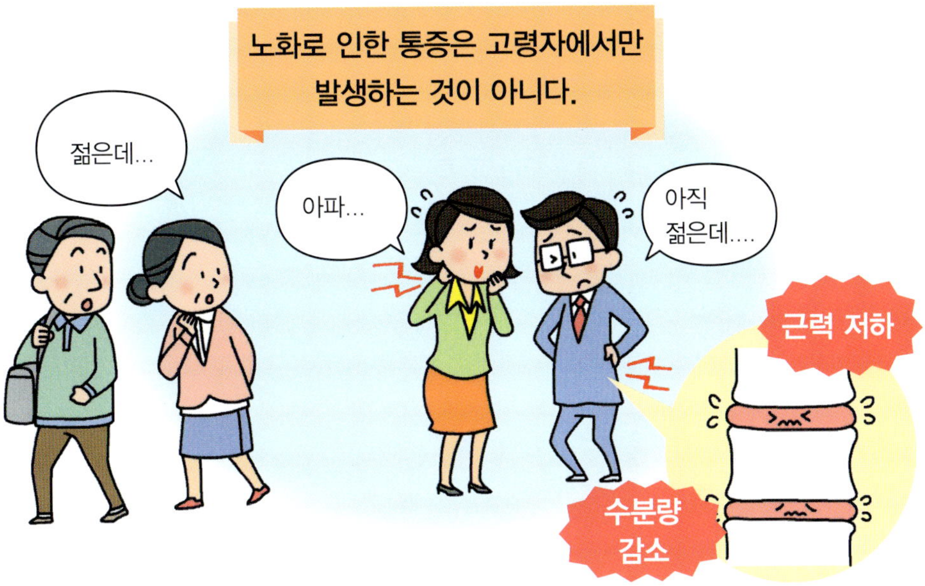
노화로 인한 통증은 고령자에서만
발생하는 것이 아니다.
젊은데…
아파…
아직
젊은데….
근력 저하
수분량
감소

추간판의 노화는 젊은 나이부터 시작된다.

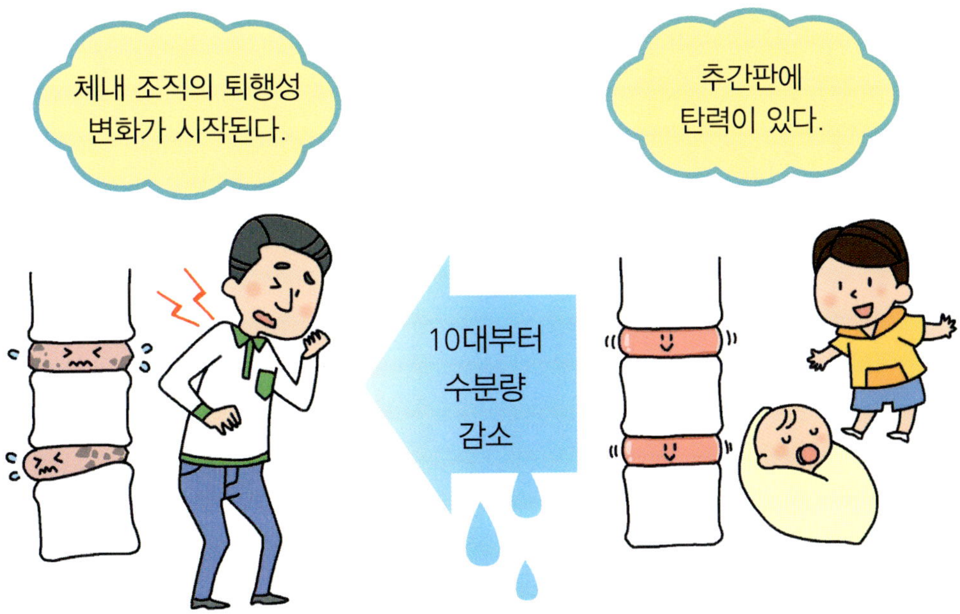
체내 조직의 퇴행성
변화가 시작된다.
추간판에
탄력이 있다.
10대부터
수분량
감소

수분량이 줄고, 탄력을 잃어 간다.
충격에 취약해져 근육이 긴장하므로,
어깨가 결리고 아프다.

수분을 다량 함유하여 탄력이 있다.
머리나 다리에서 오는 충격을
잘 흡수한다.

갱년기로 인한 결림(뭉침)과 통증

여성에서는 50세 전후, 폐경을 맞는 즈음을 '갱년기'라고 한다.

이 시기에는 여성 호르몬 균형이 바뀌어 심신에 다양한 증상(비특이 증상 호소)을 초래하는데, 이를 갱년기장애라고 한다. 이 갱년기장애의 증상 중에 결림(뭉침)과 통증이 있다.

갱년기에 호르몬 균형이 변하면, 자율신경의 기능이 교란된다.

앞서 설명한 것처럼, 자율신경은 체온조절이나 혈액순환 등을 조절한다. 이 자율신경에 문제가 생기면 안면 홍조와 화끈거림, 두근거림, 수족냉증, 두통, 초조함, 우울감 등 다양한 증상이 나타난다. 결림(뭉침)과 통증 또한, 갱년기장애 증상으로 나타난다.

이와 같이 자율신경의 이상으로 혈액순환이 지장을 받으면, 혈류가 나빠져 근육 피로가 누적되고 간접적으로 어깨 결림과 통증을 유발할 수 있다.

사람에 따라서는 갱년기장애 증상이 또 다른 증상을 유발하기도 한다. 예를 들어, 심한 어깨 결림이 두통과 어지러움을 일으키거나 짜증이나 기분의 침체로 인한 스트레스가 어깨 결림을 일으키기도 한다.

또한, 폐경이 되면 여성 호르몬의 일종인 에스트로겐 분비가 현저하게 감소한다. 에스트로겐은 뼈의 형성을 촉진하고, 뼈의 칼슘을 유지하는 기능을 한다.

따라서 폐경과 함께 뼈의 칼슘이 소실하여 골밀도가 저하되고, 뼈가 약해진다(골감소증 및 골다공증). 어깨 주위 뼈에 골다공증이 생기면 통증을 호소할 수 있다. 갱년기 여성이 어깨가 결린다고 하면, 실제로는 뼈가 부러져 있는 경우도 있었다.

용어해설

비특이 증상(unidentified complaints) : 두통, 어지러움, 피로감 및 불안감, 초조함 등의 증상이 있으나 검사에서는 원인이나 이상 부위가 나타나지 않는 상태

갱년기장애 증상

갱년기가 되면 자율신경의 불균형이 발생한다.

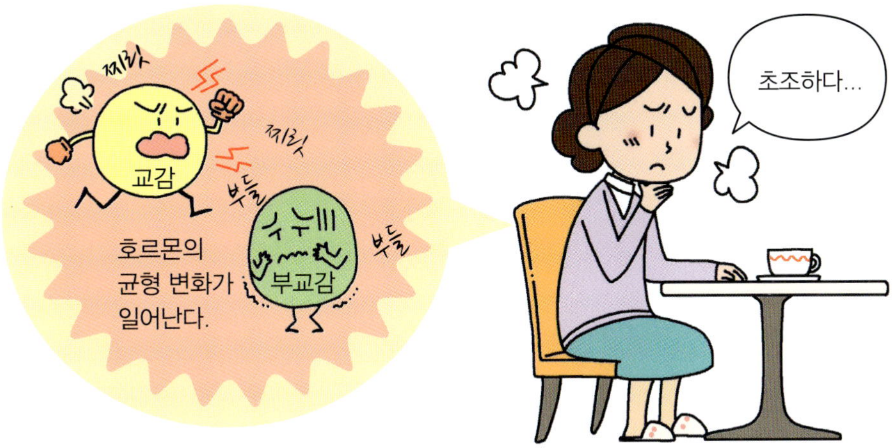
찌릿
교감
찌릿
부들
부교감
부들
호르몬의
균형 변화가
일어난다.
초조하다...

비특이 증상 자율신경의 불균형으로 혈액순환장애가 발생하고 이러한 증상들을 보이게 된다.

기분이 우울하고
초조함

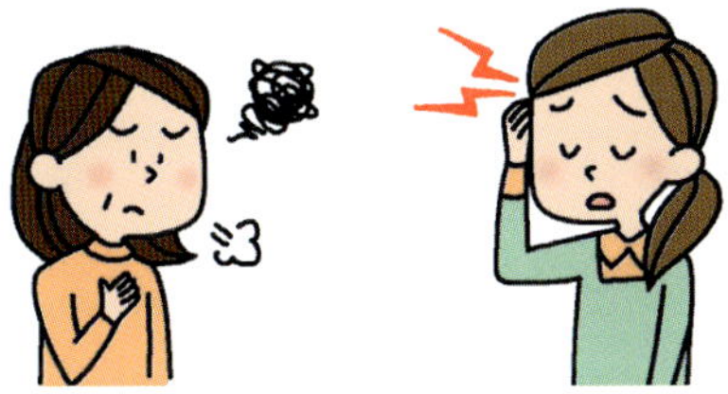

두통과 어지러움

다양한 증상

혈류 악화나 골다공증 또한, 통증의 원인

정상 뼈	골다공증
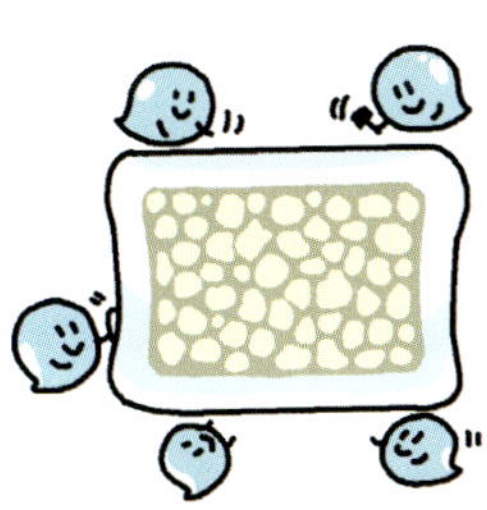	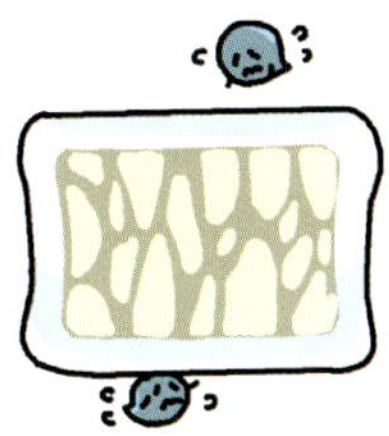
	골밀도가 저하되어 뼈가 스폰지처럼 된다.

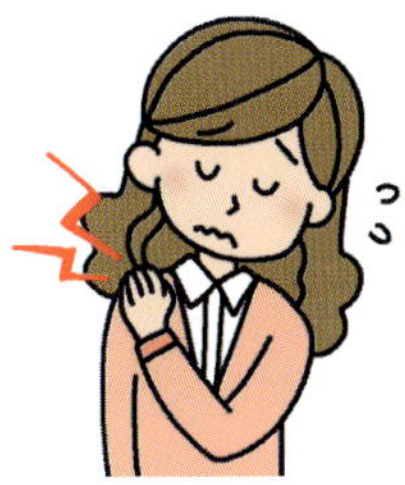

어깨 주위 뼈의
골다공증도 통증의 원인

POINT 갱년기장애는 결림과 통증의 직접적 혹은 간접적 원인이다.

골격이 틀어진 것도 결림(뭉침)과 통증의 원인

어떠한 이유로 골격이 본래의 위치를 벗어난 상태를 '골격이 틀어졌다'고 관용적으로 표현한다.

골격이 틀어진 원인에는 좋지 않은 자세를 습관적으로 지속하고 있는 것이나 질환 및 부상 등을 생각할 수 있다.

치아의 교합이 맞지 않아 항상 한쪽으로 씹는 습관이 있거나 좌우 시력이 다르다는 것도 장기적으로는 골격에 영향을 미칠 수 있다. 그리고 이 '골격의 틀어짐'도 어깨 결림의 원인이 된다.

골격이 틀어져 있고, 목이 항상 기울어져 있어 어깨 양쪽의 높이가 다른 좌우 비대칭이 있는 사람은 목, 어깨와 등 근육 중 어느 한쪽에 부담이 증가하여 근육이 피로해진다.

동시에 혈액순환에도 지장을 받아 결림과 통증으로 이어진다.

특히 원인이 될 만한 특이 질환이나 외상이 없는 경우는 평소 자신의 생활습관을 확인해봐야 한다.

예를 들어, 의자에 앉을 때 다리를 꼬거나 턱을 괴는 사람 또는 엎드려서 책을 보거나 TV를 보는 사람은 오랜 기간 골격에 영향을 미칠 수 있다. 이러한 습관이 있는 사람은 장시간 그런 자세를 취하지 않도록 주의해야 한다.

또한, 스스로 골격이 틀어진 것처럼 느껴질 때, 자기 마음대로 누르거나 당겨서 교정하려는 것은 위험하다. '골격의 틀어짐'이라는 것은 매우 애매한 상태이기 때문이다.

골격이 틀어진 것처럼 느껴진다면 우선 정형외과에서 진찰을 받아 실제로 틀어져 있는지 혹은 원인은 무엇인지 확인해보자.

골격이 본래의 위치를 벗어나면 어깨가 결리기 쉽다.

골격이 틀어지면 한쪽으로만 부담이 가해져 어깨가 결리게 된다.

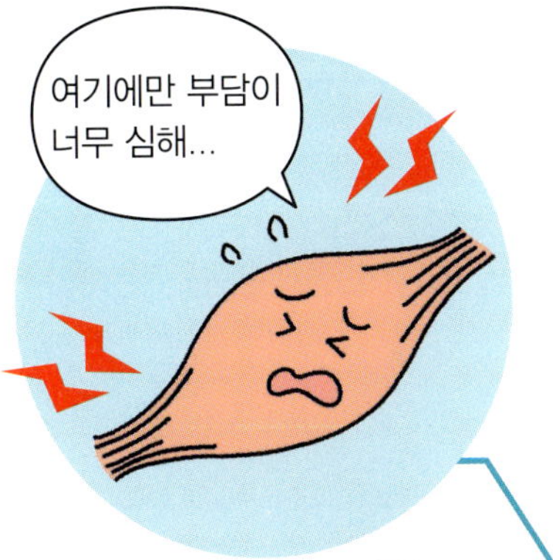
여기에만 부담이
너무 심해…

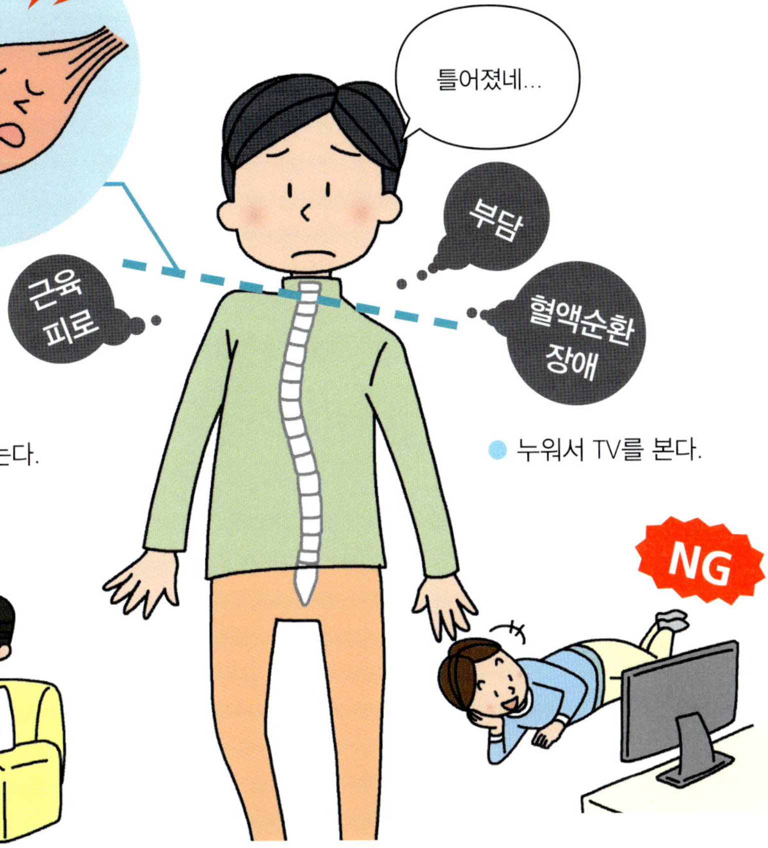
틀어졌네…
부담
근육
피로
혈액순환
장애
다리를 꼬고 앉는다.
NG
누워서 TV를 본다.
NG

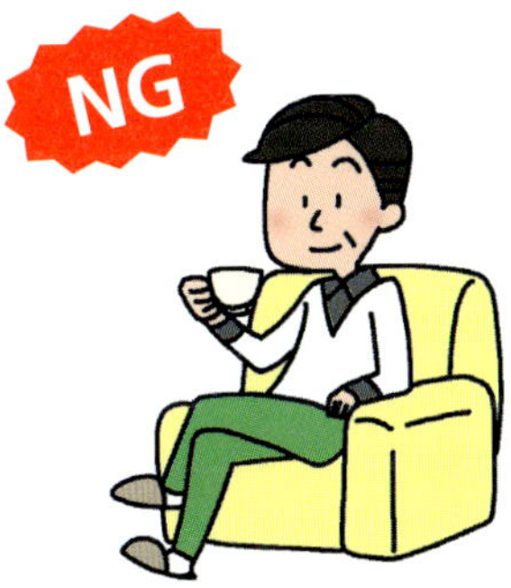

스스로 고치려고 하는 것은 위험하다.

NG 책과 인터넷을 찾아보며 스스로 고치려고 하는 것은 위험하다.

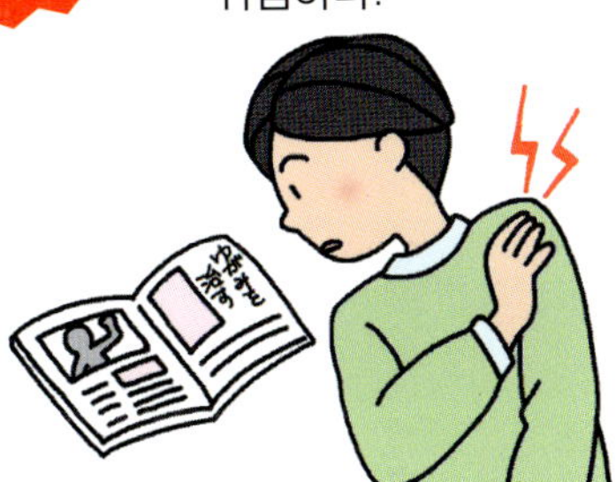

우선 '정형외과'에서 진찰을 받자.

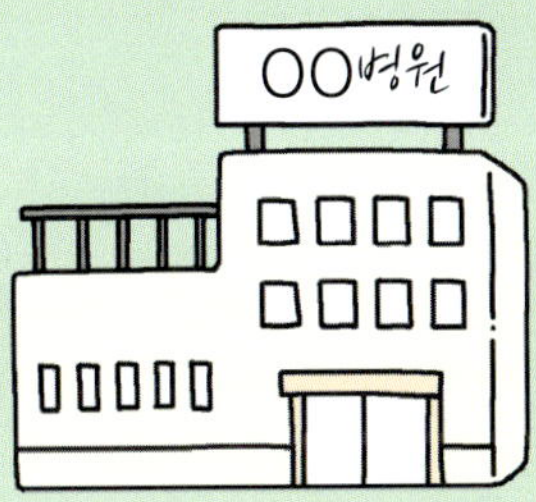
OO병원

column

어깨가 결리기 쉬운 사람과 그렇지 않은 사람의 차이는?

같은 생활을 하고 있어도 어깨가 결리기 쉬운 사람과 그렇지 않은 사람이 있다. 그 차이는 무엇일까?

어깨가 쉽게 결리는 사람은 근육량이 적은 특징이 있다. 근육량이 적으면 혈액순환장애나 근육 피로가 발생하기 쉽다.

또한, 비만인 사람도 어깨가 잘 결린다.

어깨에는 항상 양쪽 팔이 매달려 있다. 이를 지탱하기 위해서는 상당한 힘이 필요하다. 만약 살이 쪘다면, 팔의 무게도 증가했을 것이므로, 견관절이나 근육에 부담이 늘어나게 된다.

또한, 체내 지방이 혈액순환을 방해하기도 한다.

어깨가 들린 사람도 어깨가 잘 결린다. 이런 사람은 목덜미와 견관절의 각도가 급격해지므로 팔을 올리거나 내릴 때 목과 어깨 근육에 부담이 가해진다.

만약, 자신이 어깨가 결리기 쉬운 사람에 해당한다면, 생활습관을 확인하여 증상이 발생하지 않도록 주의하자.

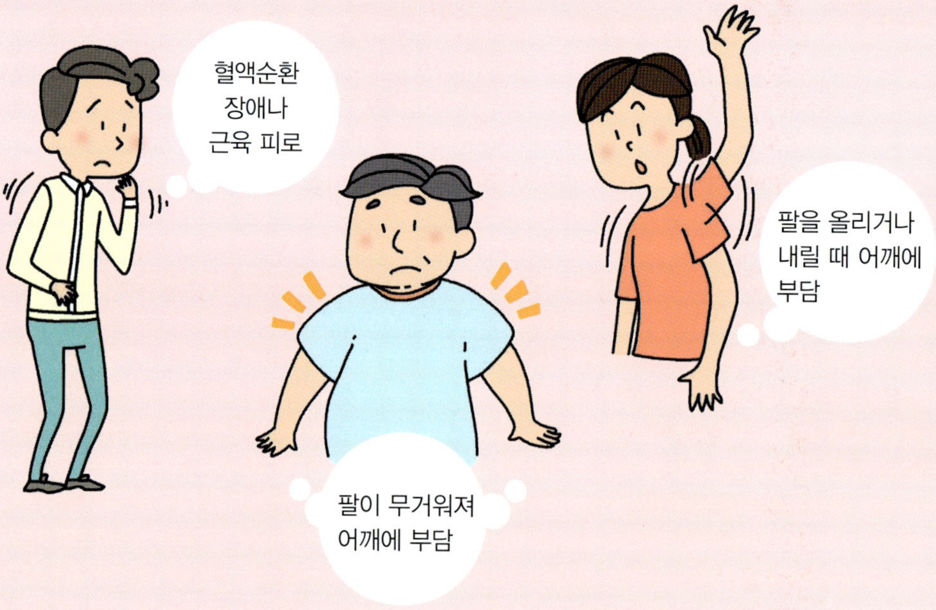
혈액순환
장애나
근육 피로
팔이 무거워져
어깨에 부담
팔을 올리거나
내릴 때 어깨에
부담

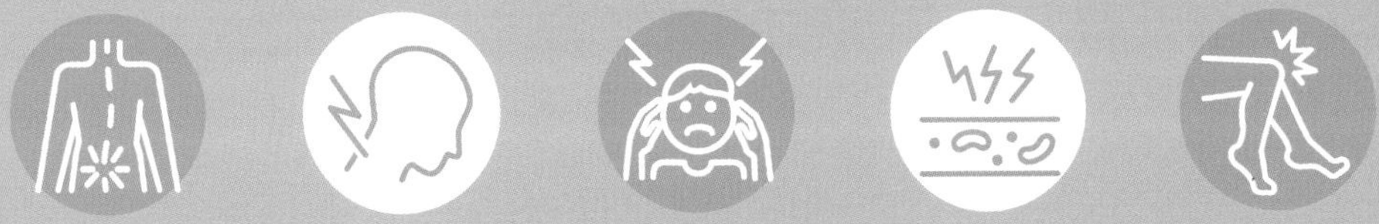

Chapter 3

질환이나 외상으로 인한 목·어깨·등 통증

목·어깨·등의 통증을 유발하는 대표적인 질환과 외상에 대해 알아보자. 또한, 병원에서 시행하는 보존적 치료와 수술 등에 대해서도 설명할 것이다.

주의해야 할 통증!

진찰이 필요한 결림(뭉침)과 통증

지금까지 설명한 목·어깨·등의 결림(뭉침)과 통증은 생활습관 등으로 인한 '어깨 결림'이었다. 그러나 이와 달리 특별한 원인으로 인해 발생한 결림(뭉침)과 통증도 있다. 여기에서는 의료기관에서 진료를 받아야 하는 경우에 대해 알아보자.

목·어깨·등에 어떤 이상(원인)이 있으면 결리거나 아플 수 있다. 그 중 흔한 것이 노화 현상이나 목, 어깨 주위 조직의 과사용으로 인한 척추뼈, 추간판, 인대, 근육의 퇴행성 변화이다.

목·어깨·등은 평소에도 많이 움직이고, 무거운 머리와 팔을 지탱하는 등 부담이 가해지는 부위이다. 뼈, 근육, 힘줄 혹은 그 주변 조직이 마모되거나 염증이 생겨 퇴행성 변화가 발생하기 쉽다. 또한, 경추는 척수의 통로이기도 하므로 그 주변에 퇴행성 변화가 생기면 다양한 문제로 이어지게 된다.

뼈와 근육에 직접적인 원인 없이 내과적 질환으로 인해 어깨가 결리기도 한다. 신경과 뇌의 이상이 원인일 수도 있다.

내과적 질환이 원인인 경우는 어깨 결림 이외에 다른 부위에도 증상이 발생하게 된다. 예를 들어, 협심증이나 심근경색에서는 왼쪽 가슴에 강한 통증이 발생한다. 그리고 담석증이 있다면 명치 부위가 심하게 아프다. 신경과 뇌의 이상이 원인인 경우는 두통과 어지러움, 메스꺼움 등의 증상이 수반되기도 한다.

통증이 심하고 갑자기 발생해서 점점 악화되어 다른 부위까지 통증이 전이되거나 신경 쓰이는 증상이 있는 경우 병원에서 진료를 받는 것이 좋다.

용어해설

담석증 : 담도에 결석이 생기는 질환의 총칭. 대부분은 무증상이지만 산통 발작이 발생하면 복부, 등이 아프고, 어깨 결림과 비슷한 증상이 수반되기도 한다.

진찰이 필요한 결림(뭉침)과 통증

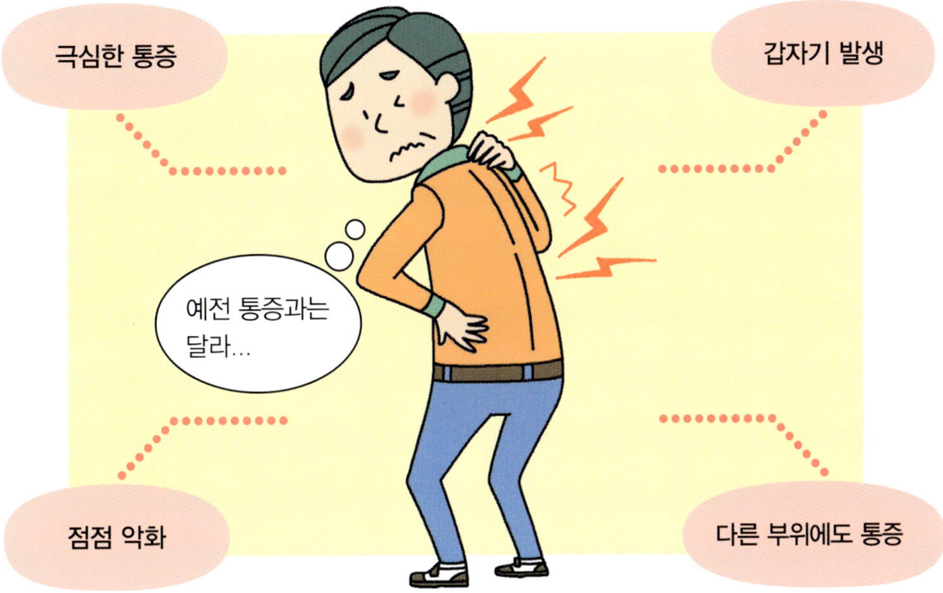
극심한 통증
갑자기 발생
예전 통증과는 달라...
점점 악화
다른 부위에도 통증

뼈와 근육에 직접적인 원인이 없이도 어깨가 결리고 아플 수 있다.

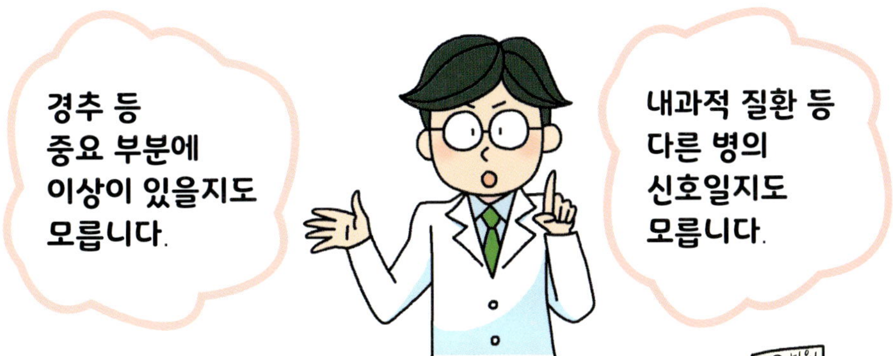
경추 등 중요 부분에 이상이 있을지도 모릅니다.
내과적 질환 등 다른 병의 신호일지도 모릅니다.

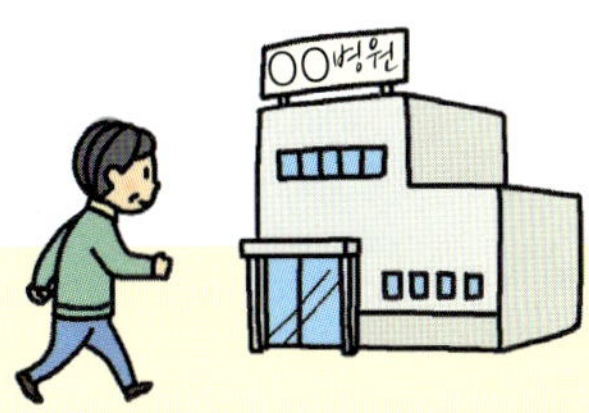
OO병원

POINT 병원에서 진료를 받고 원인을 파악해보자.

갑자기 통증이 발생한 경우

목과 팔이 강하게 비틀렸거나, 부딪혔거나, 잠을 잘 못 잔 경우 등 갑자기 통증과 위화감이 발생했을 때 중요한 것은 우선 안정을 취하는 것이다.

특별한 원인이 없을 때도 통증이 극심할 때에는 우선 안정을 취해야 한다. 임의로 판단하여, 환부를 당기거나 비비면 오히려 증상을 악화시킬 수 있다. 환부가 가능한 한 움직이지 않도록 고정하는 것이 좋다.

아픈 부위가 팔이나 어깨인 경우 삼각건(팔걸이)을 사용하여 아픈 쪽의 팔을 매달아 고정한다.

목이 아플 때는 목을 고정하는 보조기인 경추 보조기(neck collar)를 사용하는 것이 좋지만 가정에 없는 경우에는 두꺼운 종이 등에 수건을 말아서 대신 사용할 수 있다.

너무 아프거나 붓거나 열이 날 때는 근육이나 힘줄에 염증 가능성이 있다. 수건을 두르고 얼음 등으로 냉찜질을 하자. 이때에도 최대한 환부가 움직이지 않도록 해야 한다.

통증이나 열이 없는 경우는 따뜻하게 해서 혈액순환을 촉진하면 좋을 것이다. 그리고 임의로 방치하는 것은 좋지 않다.

외상의 정도나 통증의 원인을 확인하기 위해서 통증이 심할 때는 우선 안정을 유지하며, 조속히 진료를 받아야 한다. 또한, 통증이 아주 심하지 않아도, 장기간 지속되거나 점점 악화될 때, 혹은 다른 부위도 아플 때에는 진찰과 적절한 조치가 필요하다.

진료를 받기 전에 통증이 발생한 날짜, 원인, 부위와 양상에 대해 간단히 적어두는 것이 좋다.

용어해설

경추 보조기(neck collar) : 경추를 고정하고 턱을 지지하는 보조기. 목 주위에 외상이 있는 경우에 사용한다.

갑작스런 통증 발생 시 중요한 것은 안정

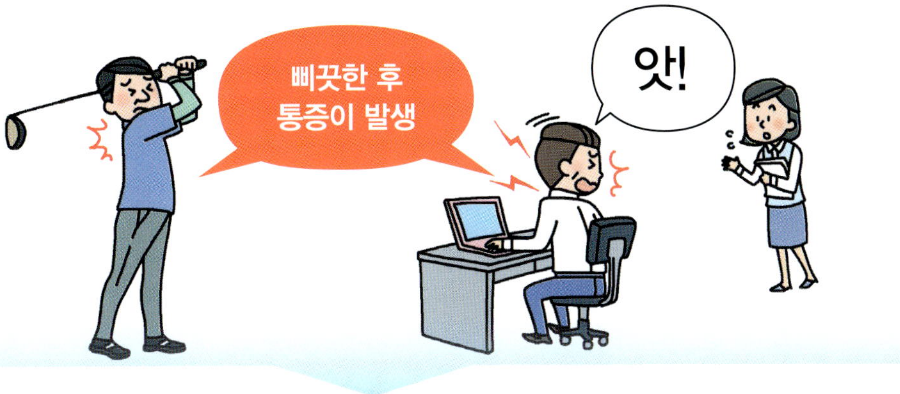

움직이지 않도록 '고정'하고 '안정'을 취한다.

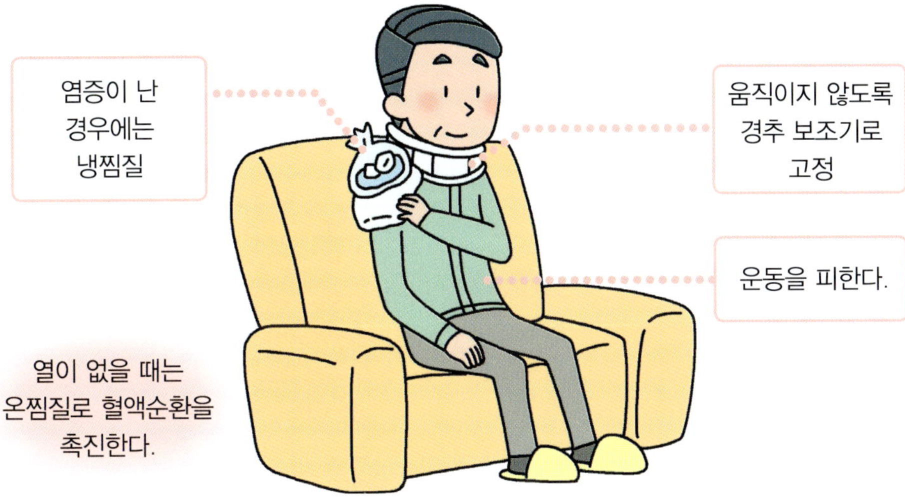

두꺼운 종이로 경추 보조기를 만들자.

1. 목에 딱 맞게 고정하기 위해 길이와 폭을 맞춰 두꺼운 종이를 자른다.
2. 두꺼운 종이의 가장자리가 목을 찌르지 않도록 거즈나 수건으로 감싼다.

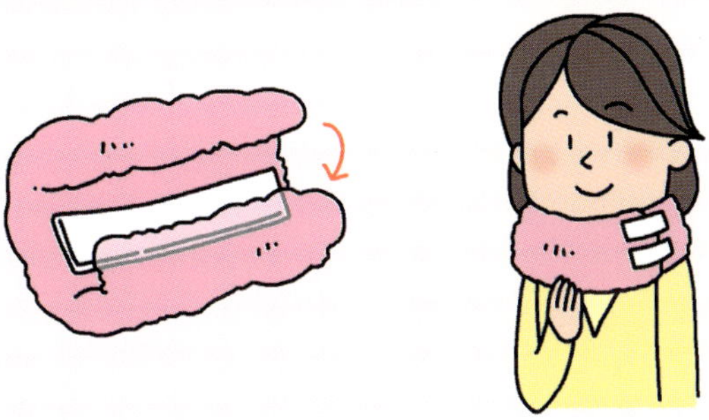

목·어깨·등 통증의 검사 및 진단

통증의 원인을 알기 위한 검사

어깨 결림과 통증 등으로 병원을 방문하면, 우선 그 증상이 어떠한 원인으로 인해 발생하였는지, 다른 질환이나 외상이 원인은 아닌지 검사를 받는다.

진찰은 보통 다음과 같은 순서로 진행된다.

● 문진

질환의 원인을 특정하기 위해 연령, 성별, 직업, 생활습관 등을 확인한다.

통증이 어느 부위에서, 언제부터, 어떻게 발생하였는지 혹은 통증 외에 어지러움, 저림 등의 증상은 없었는지 자세히 묻는다.

자신의 증상을 정확히 전달할 수 있도록 진료 전에 메모해두는 것이 좋다.

● 촉진

목, 어깨, 팔을 움직이거나 아픈 부근(압통점)을 누를 때 통증이 있는지 확인한다. 또한, 감각 저하가 없는지 검사한다.

잭슨 검사(Jackson test)나 스펄링 검사(Spurling test)와 같이 경부를 압박해 통증의 변화를 확인하기도 한다. 이 때 통증이 악화되거나 방사통이 발생할 때는 경추나 추간판, 신경계의 질환을 의심한다.

● 영상 검사

뼈의 이상을 확인하기 위해 경추 엑스레이 등의 검사를 시행한다. 골격의 이상이나 부상의 정도를 검사한다.

MRI(자기공명영상) 검사를 시행하기도 한다. 필요에 따라서 기타 검사가 필요한 경우도 있다.

용어해설

방사통 : 부상 혹은 질환이 있는 부위 등 원인 부위가 아닌 멀리 떨어진 부위에서 발생하는 통증

통증의 원인을 알기 위해 병원에 가면

진찰 순서

문진

증상 외에도 연령, 성별, 직업이나 생활습관 등을 묻는다.

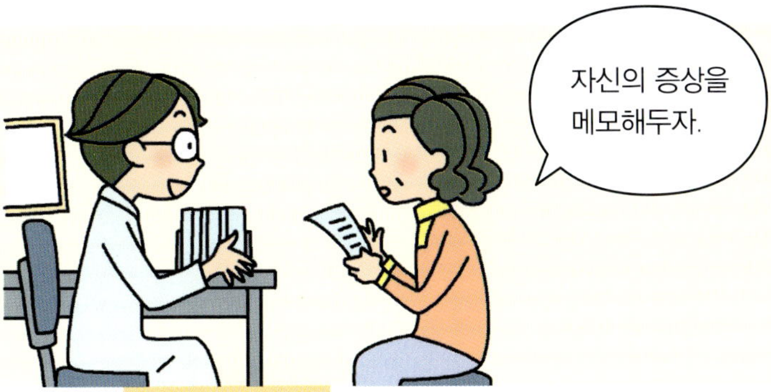

촉진

목, 어깨, 팔을 움직이거나 눌러 통증을 확인한다.

- 잭슨 검사(Jackson test)

고개를 뒤로 젖힌 채, 머리를 압박하며 증상을 관찰한다.

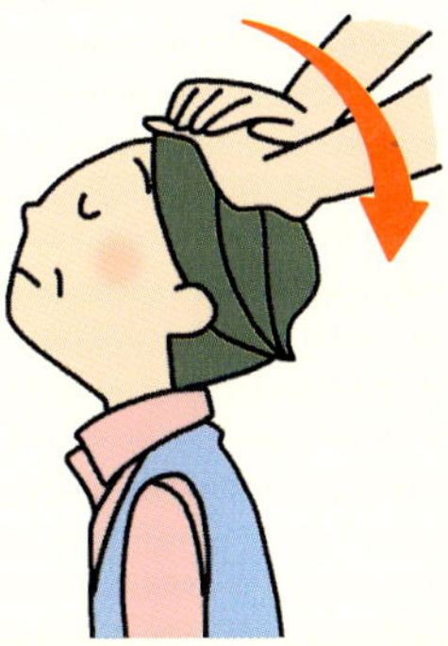

- 스펄링 검사(Spurling test)

고개를 한쪽으로 기울이고, 회전한 채, 머리를 압박하며 증상을 관찰한다.

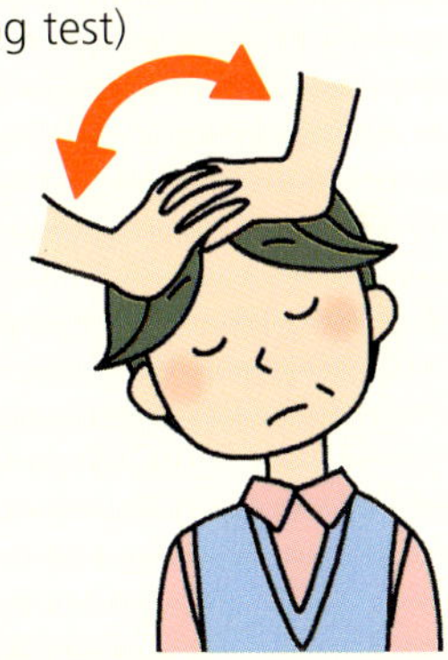

영상 검사

경추의 엑스레이

뼈의 이상이나 부상의 정도를 확인한다.

MRI 검사

그 밖의 검사

목에서 발생한 통증과 치료

목의 질환으로 인한 통증

목의 골격인 경추는 7개의 척추뼈와 그 사이에 존재하는 추간판으로 구성된다. 경추는 머리를 받치고 움직여야 하므로, 부하가 가해지고 주변 조직의 퇴행성 변화 등이 발생하기 쉬운 부위이다.

또한, 척추뼈의 연결로 만들어진 척추관(spinal canal)이라는 구멍에는 중추신경의 일종인 척수가 지나간다. 그리고 척수는 척추뼈 사이에서 좌우 양쪽으로 분지를 내어, 말초신경으로서 몸의 구석구석까지 뻗어 나간다. 따라서 어떠한 원인으로 인해 경추나 주변 조직에 퇴행성 변화가 발생하면, 척수 등의 신경이 압박되기 쉽다.

척수에서 말초신경으로 분지되는 부분을 신경근(신경뿌리)이라고 한다. 상부 경추의 신경근에서는 후두부나 목으로, 중부 경추의 신경근에서는 어깨와 등으로, 하부 경추의 신경근에서는 팔로 말초신경이 뻗어 나간다.

목이 아픈 경우 대부분은 근육의 긴장과 피로가 원인인 이른바 어깨 결림(뭉침)이다. 그러나 노화에 따른 척추뼈나 추간판의 퇴행성 변화나 신경근 압박이 발생하면, 팔이 아프거나 손목이 저릴 수 있다.

경추의 척추뼈에 퇴행성 변화가 발생하면 '골극(뼈가시)'이라고 불리는 가시 같은 것이 생기고, 통증이 발생하는 것이 퇴행성 경추증이다.

또한, 경추의 척추뼈 사이에 존재하는 추간판의 퇴행성 변화로 인해 수핵이 밖으로 빠져나오는 것을 경추추간판탈출증(속칭 디스크)이라고 한다.

척추관 안쪽의 후종인대가 두꺼워져(비후) 척수를 압박하는 후종인대골화증이라는 난치병도 있다.

용어해설

중추신경 : 신경계 기능의 중추가 되는 부분으로, 척추동물에서는 뇌와 척수가 이에 해당한다. 중추신경에서 빠져 나온 신경을 '말초신경'이라고 한다.

문제가 발생하기 쉬운 경추

경추
7개의 척추뼈와 그 사이의 추간판으로 구성된다.

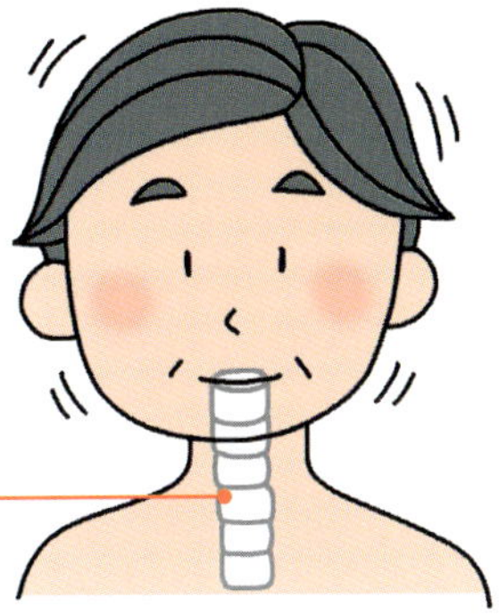

위험 요소!
고개를 많이 움직이므로 부하가 높다.

위험 요소!
주변 조직의 퇴행성 변화가 잘 일어난다.

위험 요소!
머리를 받치고 있어 부하가 높다.

문제가 생기기 쉽다!

척추는 척수 등의 신경이 지나간다.

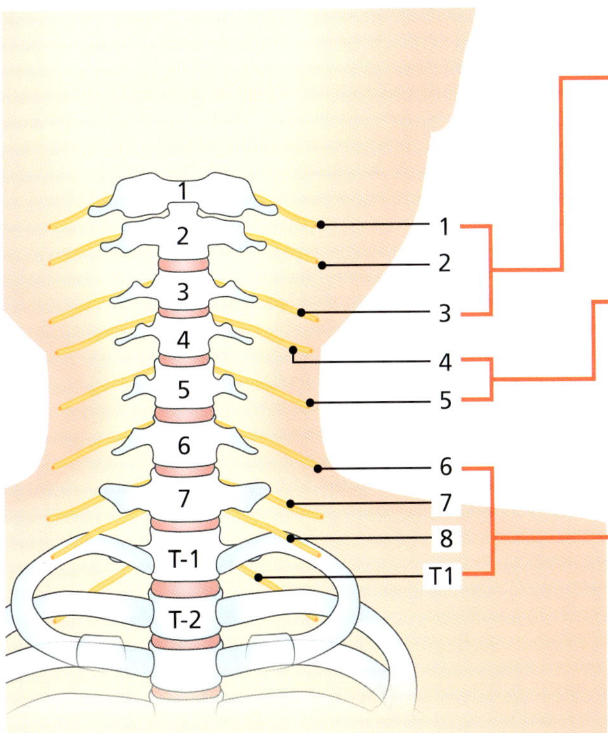

1. 경추의 상부에서 분지되는 말초신경은 후두부와 목의 기능을 담당한다.
2. 경추의 중부에서 분지되는 말초신경은 어깨와 등의 기능을 담당한다.
3. 경추의 하부에서 분지되는 말초신경은 팔의 기능을 담당한다.

퇴행성 경추증

'퇴행성 경추증'은 노화에 따라 추간판에 퇴행성 변화가 발생하거나 척추뼈를 이어주는 추간 관절이 변형되어 척추뼈 가장자리에 가시 모양의 '골극'이 생기는 질환이다.

경추 중 1번 경추와 2번 경추는 목을 좌우로 회전하는, 3번에서 7번 경추는 전후좌우로 구부리는 기능을 담당한다. 이러한 움직임을 원활하게 수행하기 위해 척추뼈 사이에 추간판이 존재하여 충격을 흡수하는 쿠션 역할을 한다. 그러나 노화로 인해 추간판이 얇아지고 탄력을 잃게 된다. 강한 충격을 받아 형태가 변하기도 한다.

추간판이 붕괴되고 얇아지면, 척추뼈 사이의 연결이 불안정해진다. 그러면 척추뼈는 이를 강화하기 위해 증식성으로 변하는데, 이것이 골극이다.

이 골극이 뒤쪽에 생기면, 신경근을 자극하여 증상을 유발한다. 초기에는 어깨 결림이 있고, 목·어깨·등 부위가 약간 저리거나 아프다. 진행되면 골극이 더욱 커지고, 팔과 손발까지 부위가 확대되며 저림과 통증, 중압감, 마비, 후두부 통증, 무력감 등 증상이 위중해진다.

또한, 골극이 추골동맥을 압박해 혈액순환을 막기도 한다. 뇌로 가는 혈류에 지장을 받으면 어지러움이 발생할 수 있다.

골극이 척수를 압박하게 되면(척수증), 배뇨장애와 보행장애 등이 초래되기도 한다. 퇴행성 경추증은 40~50대 이상에서 주로 발생한다.

치료는 경증의 경우 온열치료, 보조기치료, 견인치료 등의 보존적 치료(p. 78)를 시행한다. 일상이 곤란할 정도로 중증인 경우는 수술(p. 88)을 검토한다.

골극이 신경을 압박하는 퇴행성 경추증

추간판이 쿠션 역할을 하여 경추를 보호한다.

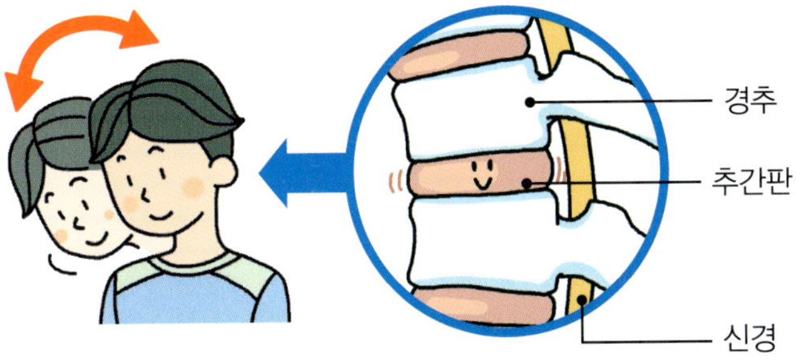

노화나 충격으로 인해 추간판이 탄력을 잃게 된다

그러자

추간판의 퇴행성 변화로 인해
척추뼈가 변형되고
가시 모양의 골극이 생긴다.

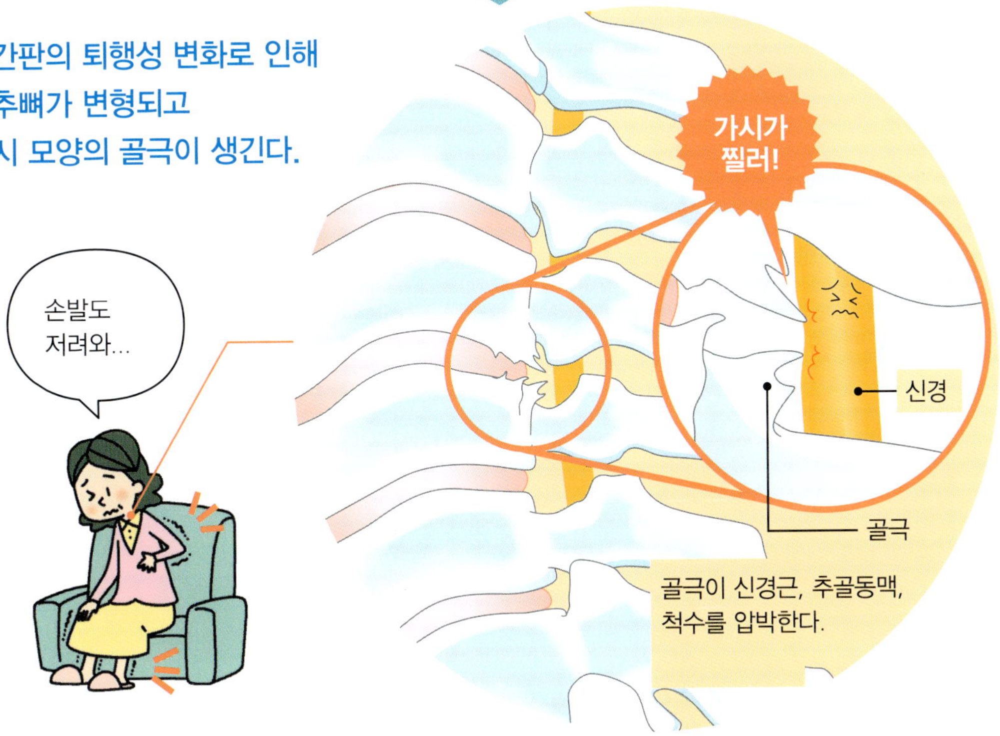

손발도
저려와…
가시가
찔러!
신경
골극
골극이 신경근, 추골동맥,
척수를 압박한다.

POINT 증상이 진행되면 후두부(뒤통수)의 통증, 손발의 중압감, 무력감, 마비 등의 심각한 증상이 나타난다.

경추추간판탈출증

척추뼈 사이에 있는 추간판은 젤리 같은 수핵과 이를 둘러싼 섬유륜의 이중 구조로 되어 있다.

추간판은 원래 수분을 다량 함유하여 탄력이 있으며, 무게와 충격을 완화하거나 고개를 원활하게 움직이도록 돕는다.

그런데 노화로 인해 추간판에 함유된 수분이 점점 감소하여, 추간판은 얇고, 딱딱해진다. 이러한 변화가 진행되면 섬유륜에 균열이 생기고, 수핵이 빠져나오게 된다. 외상 등의 강한 충격으로 인해 수핵이 나오기도 한다.

이렇게 탈출한 수핵이 목부위의 신경근이나 척수를 압박하는 것이 '경추추간판탈출증(ruptured cervical disk)'이다. 만약 허리에서 수핵이 탈출되었다면, '요추추간판탈출증'이라고 한다.

추간판에서 빠져나온 수핵이 신경근을 압박하지 않아도 목이 심하게 아플 수 있다. 이를 경추추간판탈출증의 전 단계인 '추간판증'이라고 한다.

수핵이 뒤쪽으로 빠져나오면, 척수와 신경근을 압박하여 목, 어깨, 등, 팔, 손가락으로 통증과 저림, 중압감 같은 증상이 발생한다. 특히 목을 뒤로 젖히면, 압박이 심해져 극심한 통증이 유발된다. 경추추간판탈출증 환자는 위를 올려다보는 자세를 취하기 어렵다.

질환이 중증으로 진행되면, 하반신에도 통증, 저림, 배뇨장애, 보행장애가 발생할 수 있다.

치료는 초기의 경우, 소염진통제를 투여하여 증상을 조절하고, 견인치료(p. 78)나 온열치료(p. 80) 등의 보존적 치료를 시행한다. 통증이 심할 경우에는, 신경차단술(p. 86)을 시행한다. 중증이 되어 배뇨장애나 보행장애를 보이는 경우는 탈출된 추간판을 제거하는 수술을 검토한다.

추간판에서 수핵이 빠져나오는 추간판탈출증

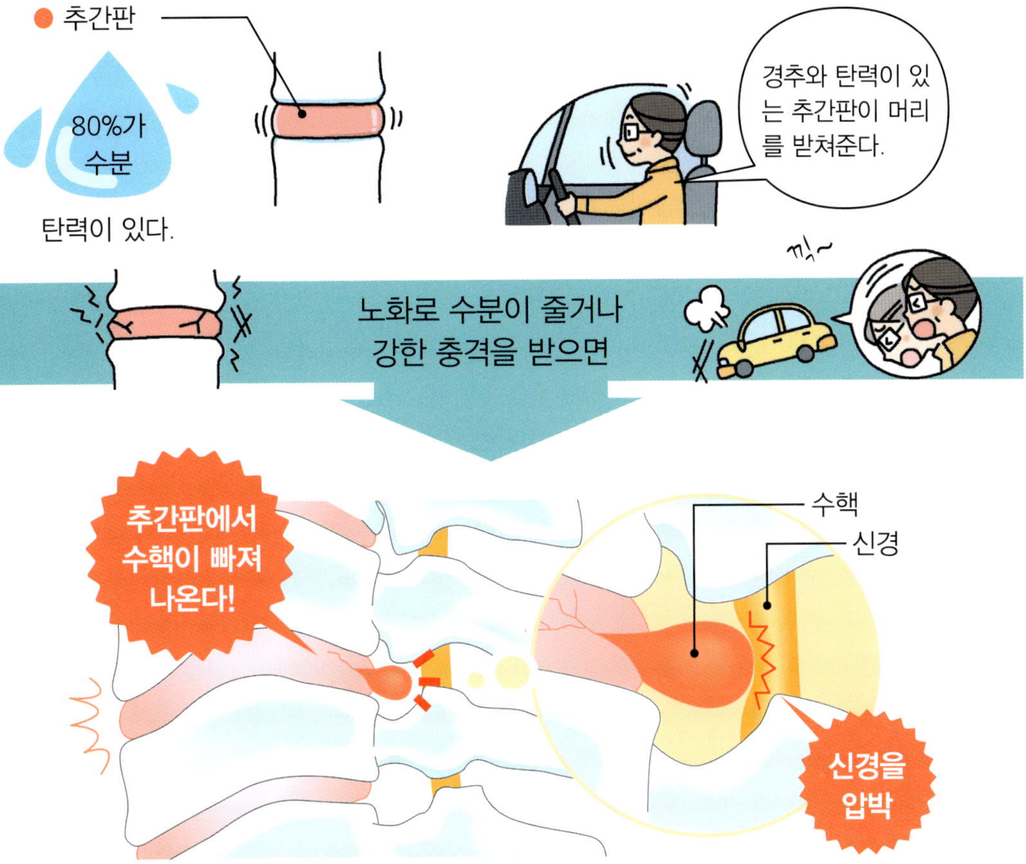

추간판 안에 있는 수핵이 빠져나와 척추나 신경을 압박한다.

추간판증

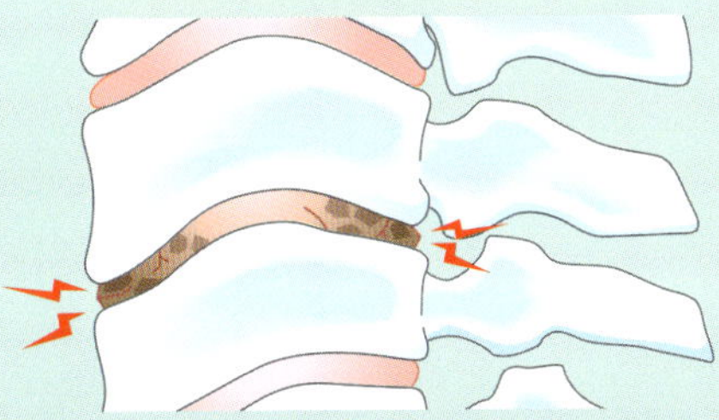

경추추간판탈출증의 전 단계. 수핵이 신경근을 압박하지 않아도 목에 심한 통증이 발생한다.

경추추간판탈출증

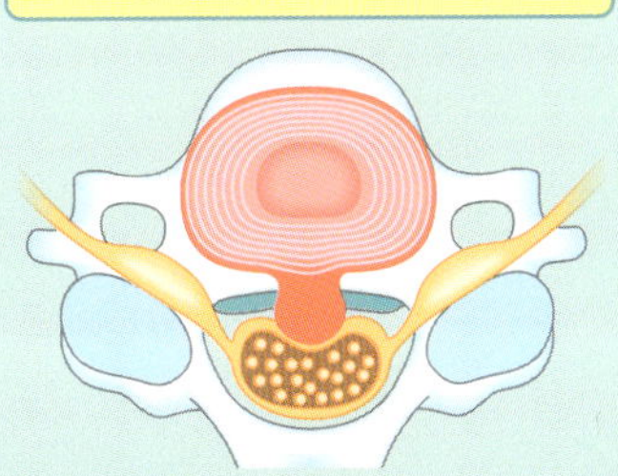

외상 등의 강한 충격으로 인해 수핵이 빠져나오면 경부의 신경근이나 척수를 압박한다.

후종인대골화증

척추 기둥 주위에는 3개의 인대(전종인대, 후종인대, 황색인대)가 있어 척추뼈의 연결을 보강한다. 그중 후종인대는 척추뼈가 이어져 형성되는 척주관 내부를 지나는 인대이다.

인대는 부드럽고 탄력성이 풍부해 뼈와 근육을 잇고, 각각의 움직임을 보조한다.

그런데 어떤 원인으로 인해 인대가 뼈처럼 되어(골화), 두꺼워질 수 있다.

이와 같은 골화가 후종인대에서 발생하는 것이 '후종인대골화증(ossification of posterior longitudinal ligament)'이다. 골화는 경추뿐만 아니라 흉추나 요추에서도 발생 가능하며, 후종인대 이외의 다른 인대도 골화될 수 있다.

후종인대가 골화되어 두꺼워지면, 척주관 속을 지나는 척수를 압박하게 된다. 또한, 주위의 신경을 자극하거나 골격의 움직임을 방해한다.

그 결과 손발의 통증, 손가락 저림 등의 증상이 나타난다. 중증이 되면, 배뇨곤란이나 보행장애를 일으킬 수 있어 일상에 지장을 준다.

후종인대가 골화된 원인은 아직 명확히 밝혀지지 않아, 후종인대골화증은 일본 후생노동성에 의한 지정 난치병이다.

일본을 비롯한 동양인에서 흔하며, 특히 40세 이상의 남성에서 발병률이 높은 것이 특징이다. 또한, 당뇨병이 있거나 비만인 사람에게서 흔하다.

신경근이 압박되어 저림과 통증이 유발된 경우는 경추의 움직임으로 인한 자극을 억제하기 위해 경추 고정보조기를 착용한다.

보행장애나 배뇨장애 등의 마비가 발생한 경우는 골화되어 두꺼워진 부분을 제거하거나 뒤쪽 뼈의 일부를 개방하여 척주관을 확대하는 수술을 시행한다.

용어해설

지정 난치병 : 일본 후생노동성에서 지정하며, 원인이 불명하고, 장기간 요양을 요하며, 치료법이 확립되지 않은 질환으로, 의료비 지원 등 공적 지원을 받을 수 있다.

척추관 내부의 인대가 골화·비후되는 후종인대골화증

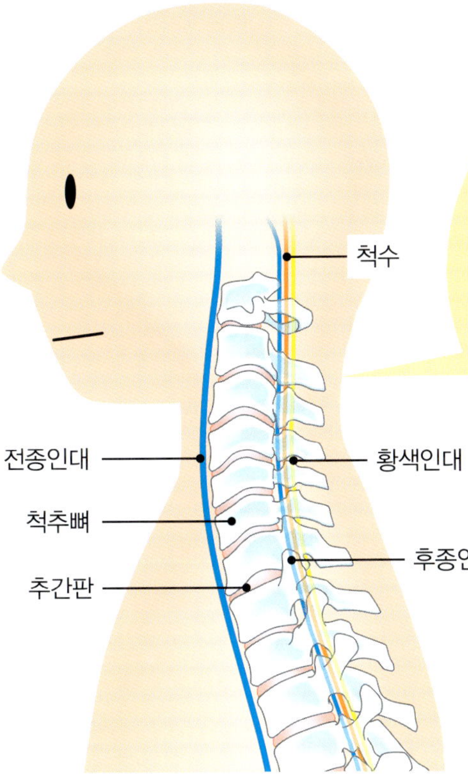

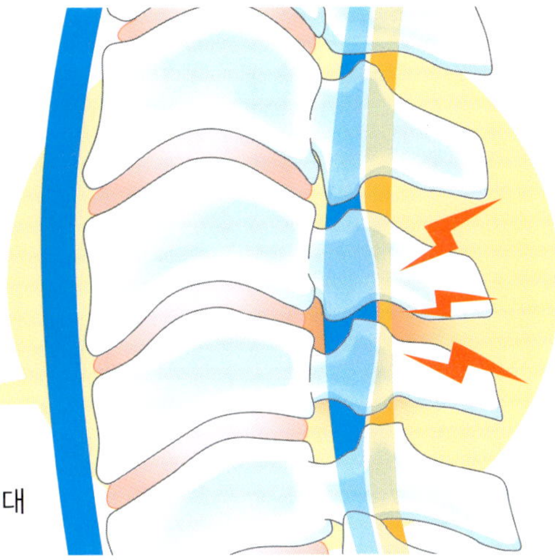

후종인대가 두꺼워져 주변 신경을 압박

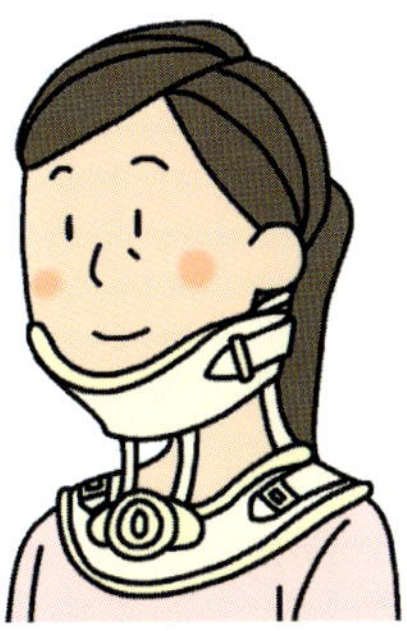

경추 고정보조기를 착용해 보호한다.

움직임을 저해한다.

위에서 본 단면

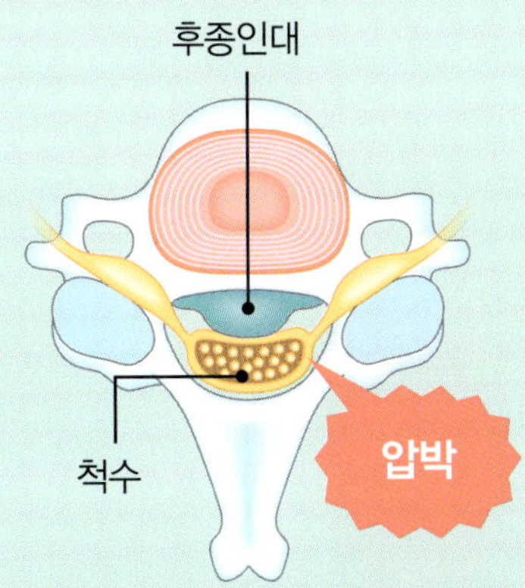

척수가 압박되어 손발의 통증, 손가락 저림, 배뇨장애, 보행장애 등이 나타난다.

어깨의 질환으로 인한 통증

어깨의 질환으로 유발되는 통증

중장년이 되면 오십견(frozen shoulder)이나 회전근개 파열과 같이 어깨가 아프고 움직이기 힘들어하는 사람이 늘어난다.

이는 노화에 따른 견관절(견갑상완관절, glenohumeral joint)의 힘줄(건, tendon)과 근육의 퇴행성 변화로 발생한다.

견관절은 견갑골, 상완골, 쇄골로 이루어지며 견갑골의 오목에 상완골의 골두가 끼워져 있다. 팔을 여러 방향으로 움직이기 위해 견갑골의 오목은 얕게 접합되어 있고, 견갑골의 등 쪽에 붙어 있는 극상근, 극하근, 소원근과 견갑골의 안쪽에 붙어 있는 견갑하근이 집합하여 구성하는 근육군이 상완골 경부에 부착함으로써 견관절을 튼튼히 받치고 있다.

이러한 근육과 뼈를 잇는 회전근개나 뼈와 뼈를 잇는 인대, 근육과 근육 사이나 근육과 회전근개 사이에 염증이 발생하면 극심한 통증이 유발된다.

게다가 견관절 주위에는 상완골의 골두를 덮는 관절낭이나 견봉하점액낭 등이 있으며, 이는 견관절의 움직임을 원활하게 하는 윤활액을 만들거나 어깨에 가해지는 충격을 흡수하는 쿠션 기능을 한다. 이러한 조직이 탄력을 잃으면, 염증이 발생한다.

견관절의 주위에 염증이 발생한 것이 오십견(유착성 피막염, adhesive capsulitis)이다. 어깨와 팔의 움직임이 저해되어 불편한 기간이 장기화되는 질환이지만, 적절한 치료를 받을 경우 금방 회복될 수 있다.

회전근개 파열도 어깨 주변에 통증 등의 불쾌한 증상이 지속된다. 많은 경우 보존적 치료로 호전되지만 수술을 검토해야 하는 경우도 있다.

얕은 접합을 근육으로 지탱하는 견관절

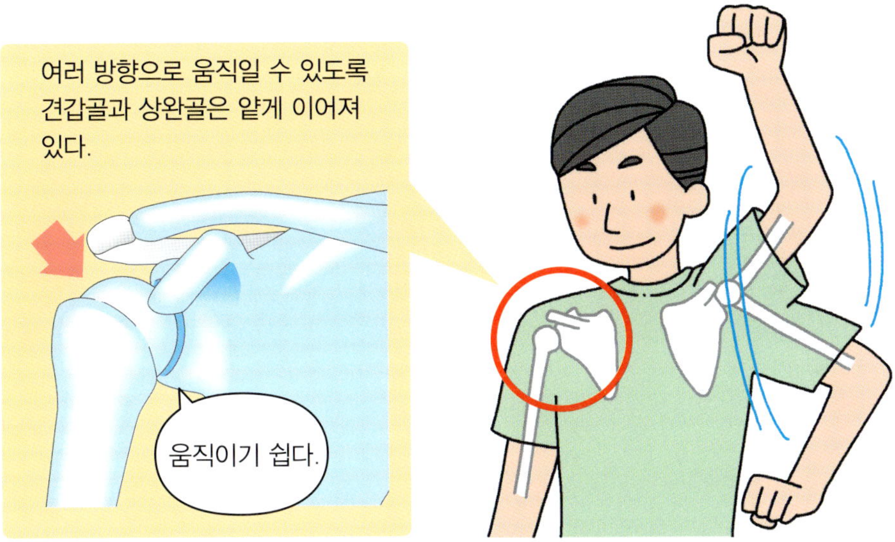

무거운 팔을 단단히 지탱하는 것은 근육

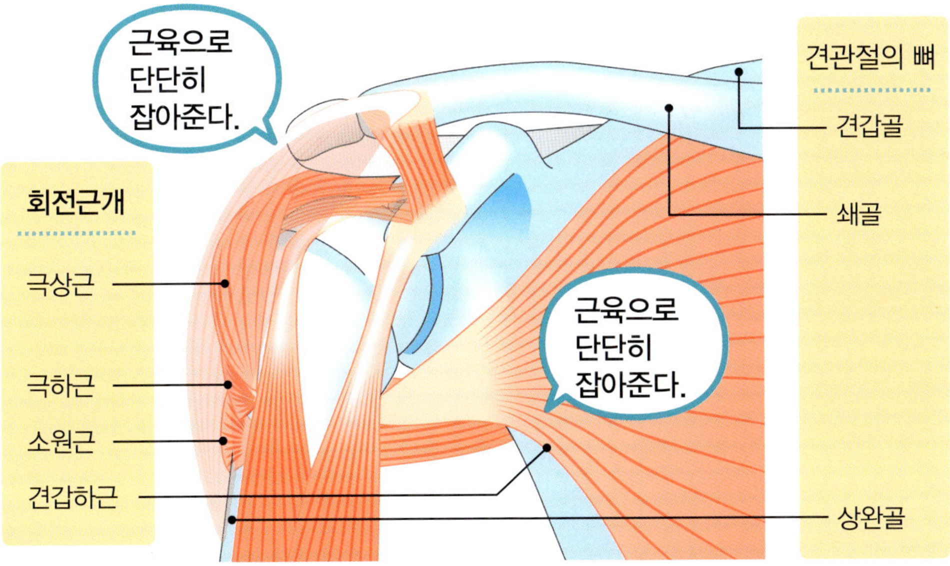

POINT 근육, 뼈, 인대가 밀집된 부분에 염증이 발생한다.

오십견(견관절 주위염, 유착성 피막염)

중년 이후에는 어깨가 아파서 팔을 들 수 없다거나, 등으로 손이 올라가지 않는다는 증상을 호소하는 사람이 늘어난다.

이러한 증상의 대부분은 오십견(견관절 주위염, 유착성 피막염)에 의한 것이다. 오십견은 40대 후반에서 50대 인구에서 주로 발생한다.

오십견은 견관절 주변의 뼈, 연골, 인대, 힘줄 등이 노화에 따라 퇴행성 변화가 발생해 염증을 유발하는 것이 주된 원인이다. 견관절의 움직임을 원활하게 해주는 물주머니(견봉하점액낭) 혹은 견관절을 감싸는 주머니(관절낭)가 유착되면 더욱 움직일 수 없게 된다.

증상은 갑자기 한쪽 어깨가 심하게 아프고, 팔을 움직이려고 하면 통증이 더욱 심해진다. 가만히 있을 때도 아플 수 있다.

발생 후 통증이 심한 시기를 급성기라고 한다. 급성기의 통증은 빠르면 1~2개월, 심한 경우는 3~6개월 내에 완화된다.

만성기가 되면 통증은 경감되지만, 팔을 움직이기 힘든 상태가 지속된다. 움직이지 않으면 견관절이 구축(역주; 관절이 굳는 것)되므로, 운동치료를 시행한다.

적절한 처치를 한다면 6개월 내에, 중증의 경우라도 12~18개월 내에 통증과 구축 모두 개선되며, 예전처럼 어깨와 팔을 움직일 수 있게 된다.

오십견의 통증은 일단 치료된 후에는 재발하지 않는다. 반대쪽 어깨에도 발생할 수는 있다. 대부분 저절로 낫지만, 다른 질환과 구별하기 위해 진료를 받는 것이 좋다.

오십견은 60대가 지나면 잘 발생하지 않는 것이 특징이다. 60대 이상에서 어깨가 아프고 움직이기 힘들 때는 회전근개 파열(p. 56) 등 다른 질환을 의심한다.

용어해설

유착 : 피부, 점막 등 본래 분리된 조직끼리 외상이나 염증 등으로 붙어 버린 것

심한 통증과 움직이기 힘든 오십견

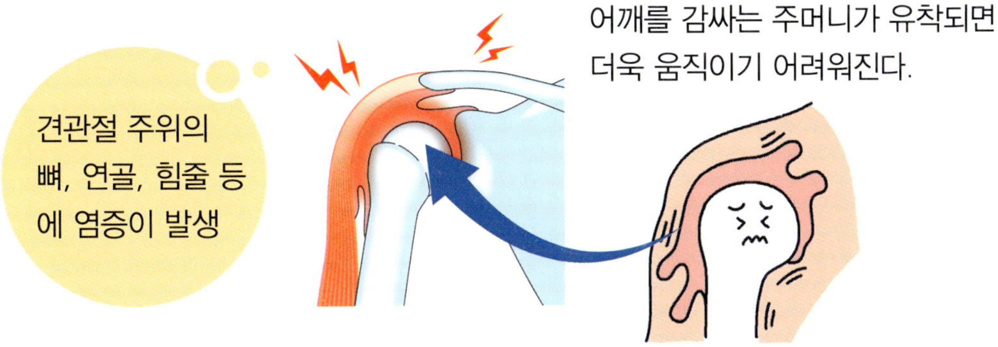

어깨의 움직임을 체크!

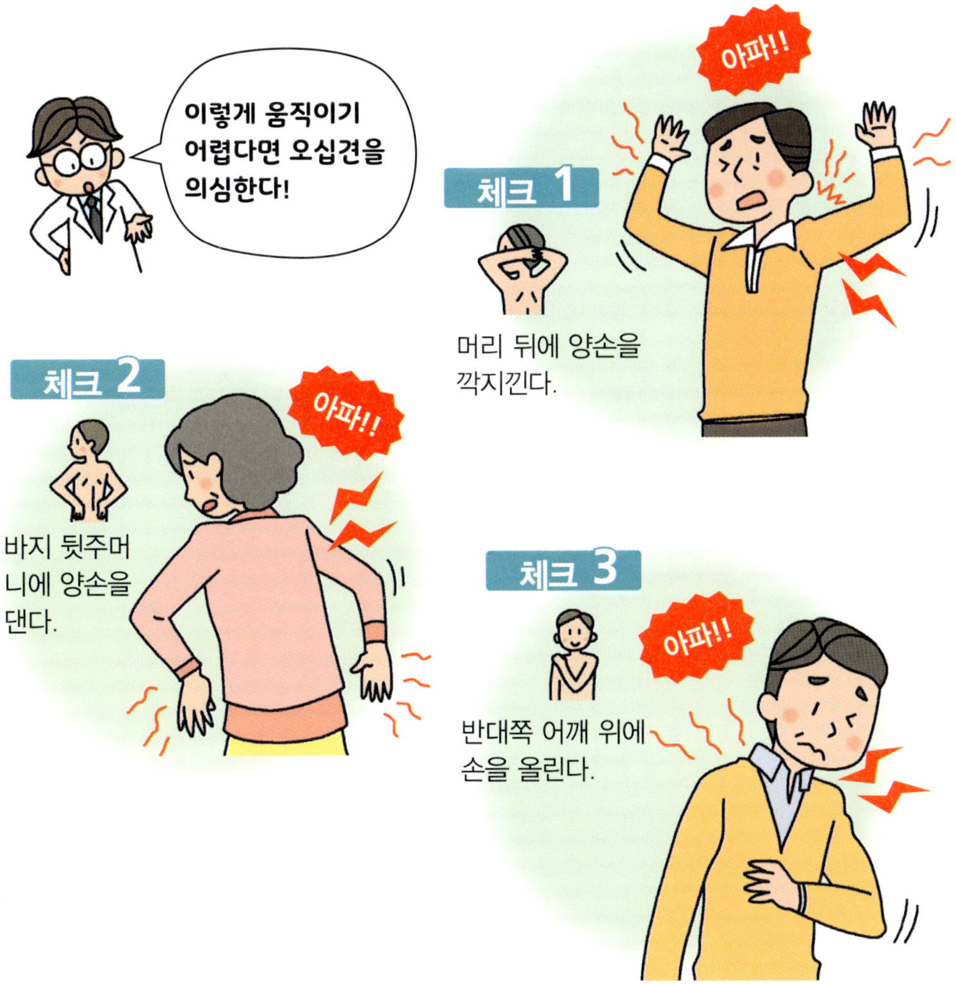

오십견의 치료

어깨가 심하게 아프거나, 증상이 나타나기 시작한지 얼마 안된 급성기에는 어깨를 무리하게 움직이지 않고 안정을 취하는 것이 중요하다. 조금만 움직이려고 해도 아플 때는 암슬링(삼각건) 등으로 팔을 고정하는 것이 좋다.

정형외과치료에서는 약물로 통증과 염증을 억제한다. 주로 쓰는 약은 비스테로이드성 소염진통제(NSAIDs)이다. 또한, 통증이 심할 때는 관절낭이나 견봉하점액낭에 스테로이드를 주사하여 염증을 억제한다.

급성기를 지나면, 통증은 서서히 경감된다. 어깨를 움직이지 않고 있으면, 관절낭이 굳어(구축), 견관절의 움직임이 제한될 수 있다. 이와 같이 급격한 통증이 해소된 시기를 만성기라고 한다.

이때에는 병원이나 가정에서 운동치료를 실시해 견관절의 가동 범위를 늘리는 것이 중요하다. 단, 빨리 나으려고 무리하게 움직이면, 오히려 악화될 수 있으므로 주의해야 한다.

급성기에 이어, 비스테로이드성 소염진통제로 통증을 억제하며, 견관절의 움직임을 개선하고 통증을 완화하기 위해 히알루론산(역주, 한국에서는 무릎연골주사로 널리 시행한다)을 주사한다.

범핑치료라고 하여 관절낭에 스테로이드나 마취제, 생리식염수를 주사해 관절낭을 팽창 및 부분 파열시키는 치료를 시행하기도 한다. 범핑치료의 목적은 관절낭 내부의 압력을 저하시켜 어깨 통증을 경감시키고 운동치료를 시행하기 쉽게 하는데 있다. 외래에서도 가능하며, 30~40분이 소요된다.

회복기가 되면 통증은 거의 사라지고, 구축으로 굳었던 관절낭도 점점 움직이며 어깨의 가동 범위가 증가한다. 회복기에는 어깨 주변 근육의 근력을 회복하기 위해 적극적으로 근력운동을 실시한다.

용어해설

스테로이드 제제 : 부신에서 생성되는 부신피질 호르몬의 작용을 이용한 약물로 염증 등 면역 반응을 억제한다.

오십견의 치료

급성기 치료

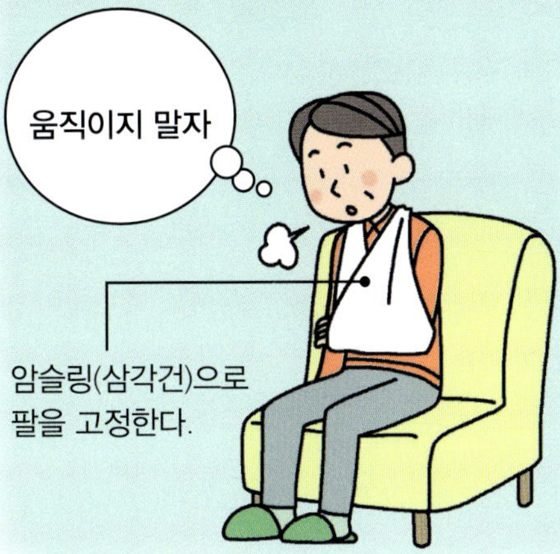
움직이지 말자
암슬링(삼각건)으로
팔을 고정한다.

안정을 유지하며 약물로 통증과 염증을 억제한다.

- 비스테로이드성 소염진통제
- 스테로이드 제제

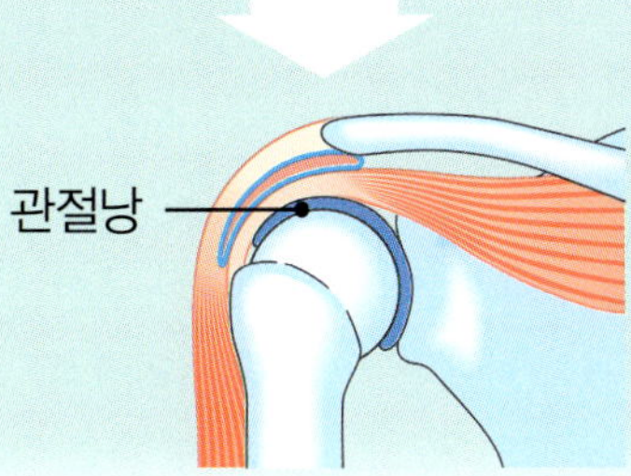

만성기 치료

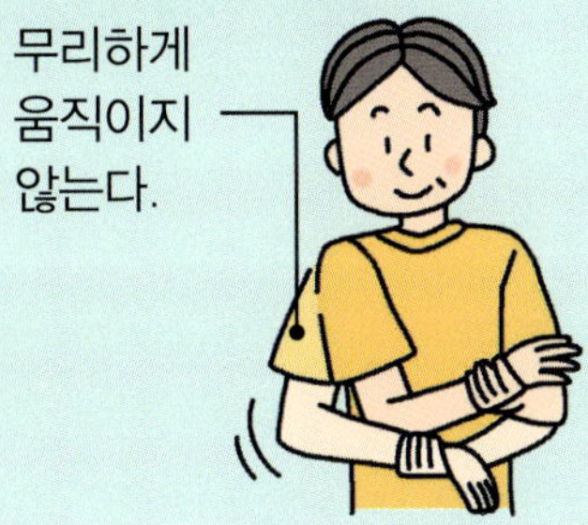
무리하게
움직이지
않는다.

통증이 호전되면 서서히 운동을 시작한다.

중증의 경우

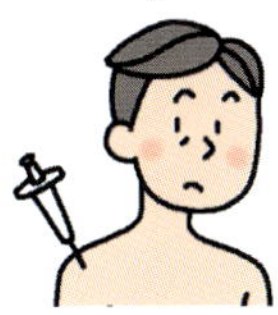

비스테로이드성 소염진통제

히알루론산 주사

범핑 치료(수압팽창술)

회복기 치료

운동을 통해 저하된 근력과 기능을 회복한다.

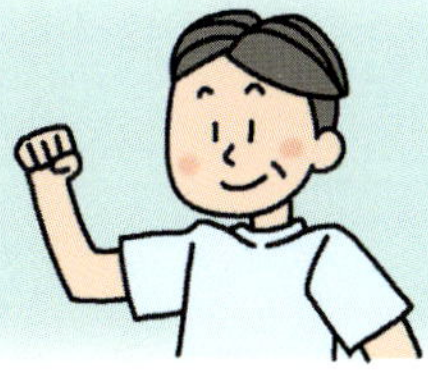

회전근개 파열

어깨 주위에는 상완골 골두를 감싸듯 뼈와 근육을 이어주는 회전근개라는 4개의 힘줄이 있다. 회전근개는 견관절의 움직임을 안정시키는 역할을 하는데, 이 회전근개가 찢어지는 것이 회전근개 파열(rotator cuff tear)이다.

회전근개 파열의 원인은 노화로 인한 손상(마찰 등)이 흔하고, 야구나 골프 등의 스포츠 활동이나 일과 중 어깨의 혹사 및 낙상, 타박상으로 인한 충격이 더해져 생기는 일도 있다.

노화로 인해 발생하므로, 주로 40대 이상, 특히 60대 이상에서 흔한 질환이며, 여성보다 남성에게 많이 보이는 것도 특징이다.

회전근개 파열 증상의 특징은 어깨에 둔한 통증이 오래 지속되는 것이다. 어깨를 과사용(혹사)해서 발생하는 경우도 많으므로 오른쪽 어깨에 증상이 나타나는 경우가 많다.

어깨를 움직이기 어려운 오십견과 달리 어깨를 움직일 수는 있지만, 팔을 들어 올리고 내리는 도중 어느 특정한 범위에서만 통증을 호소한다. 또한, 수면 중에도 아프거나 물건을 들 때 등 어깨를 움직인 후 통증이 증가하기도 한다.

통증 외에도 힘을 주기 어렵거나, 사각사각하며 삐걱거리거나 긁히는 소리(마찰음, friction sound)가 나는 경우도 있다.

회전근개 파열은 방치해두면 증상이 점점 악화된다. 급성기에는 암슬링(삼각건) 등으로 아픈 부위의 팔을 움직이지 않게 하여 1~2주간 안정을 취한다.

치료에는 약물 치료, 운동 치료 등의 보존적 치료가 있다. 파열 부위는 수술을 하지 않고는 낫지 않지만, 70% 정도는 보존적 치료로 증상이 경감된다. 회전근개 전체가 파열되는 경우는 드물기 때문에 남아있는 정상 회전근개의 기능을 향상시킨다.

보존적 치료로 효과가 없을 때에는 수술적 치료를 검토한다.

어깨 주변의 힘줄이 손상되는 회전근개 파열

노화나 어깨의 혹사 등으로 회전근개가 파열되고, 둔한 통증이 오래 지속된다.

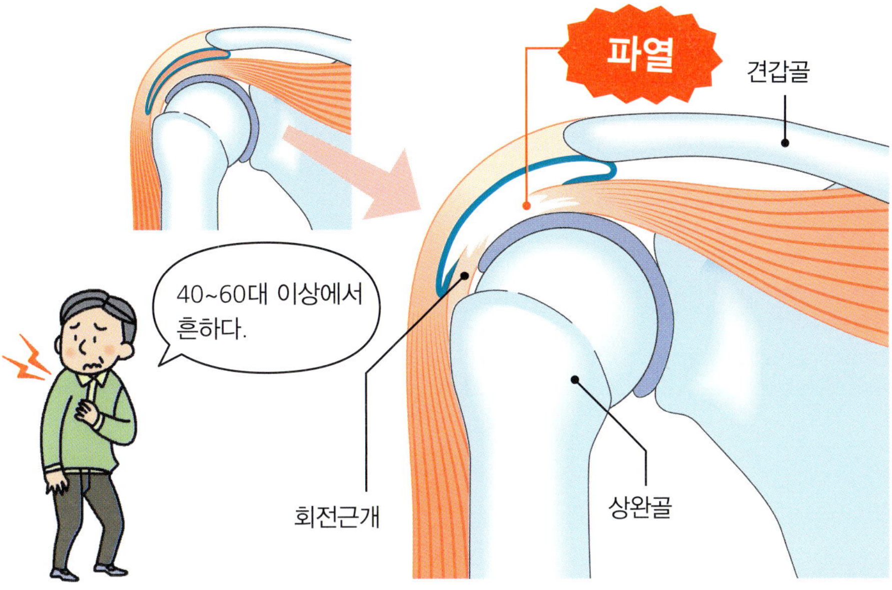

근력운동으로 견관절의 움직임을 안정시키자.

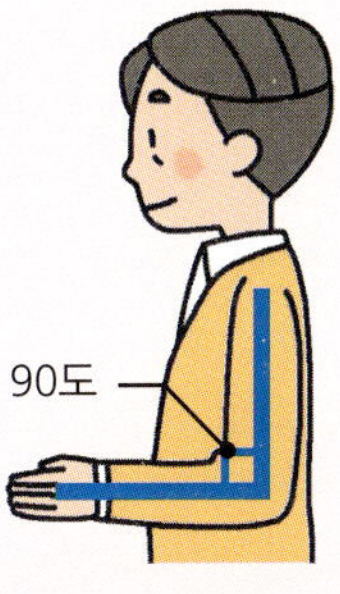

등을 펴고, 아픈 쪽 어깨를 몸에 붙인다. 팔꿈치는 직각으로 구부리고, 손바닥은 안쪽을 향하게 한다.

1 어깨 뒤쪽 근육의 근력운동

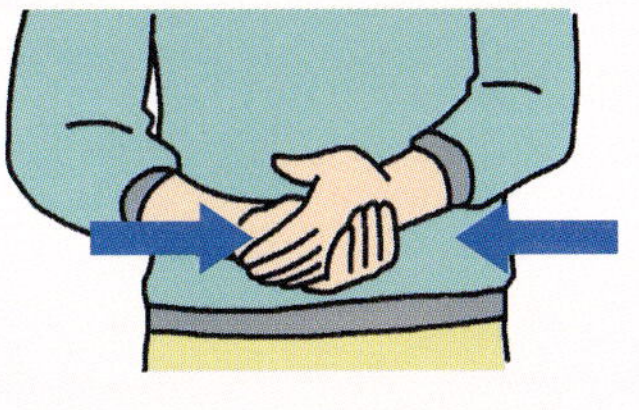

반대쪽 손바닥으로 아픈 쪽 손 아래쪽을 잡고 반대 방향으로 밀어낸다.

2 어깨 앞쪽 근육의 근력운동

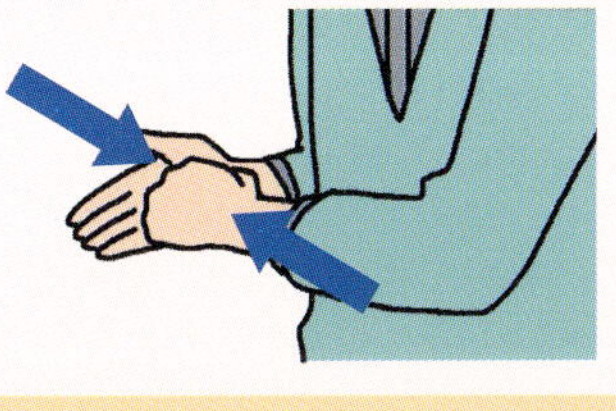

아픈 쪽 손바닥에 반대쪽 주먹을 댄다. 서로 반대 방향으로 밀어낸다.

3초간 지속하며, 이를 10회 반복한다.

등의 질환에서 오는 통증

등의 질환으로 유발되는 통증

등뼈인 척추는 우리 몸을 지탱하는 대들보이다.

그리고, 척추가 이어져 형성되는 척주관이라는 부분에는 척수가 통과한다. 척수는 뇌와 말초신경을 잇는 중요한 중추신경이다.

이러한 척추와 척수에 어떠한 장애가 발생하면, 어깨나 등 주변에 다양한 증상이 나타난다.

그 중 하나로 척추가 좌우로 휘어지는 측만증이 있다. 소아기에 주로 흔하게 발병하며, 원인이 밝혀지지 않은 경우가 많아 이를 특발성 측만증(idiopathic scoliosis)이라고 한다.

척추결핵(tuberculous spondylitis)이라고 해서 결핵균에 감염되어, 척추의 조직이 파괴되고 변형되는 질환도 있다. 결핵이라고 하면 효과적인 항생제가 발견되어 없어진 병이라고 생각할 수 있지만, 현재도 결핵 환자는 있다.

또한, 척추나 척수에 종양이 생긴 것이 원인이 되어 등에 통증이 있을 수 있다. 악성 종양, 즉 암의 경우에는 척추, 척수에 원발성(primary)으로 생기는 경우와 다른 부위에서 전이되어 생기는 경우가 있다.

모두 진행성 질환이다. 진행됨에 따라 척추가 변형되고, 신경이 압박되는 등의 문제가 발생한다. 통증 등의 불쾌감 외에도 심한 경우, 운동기능장애 혹은 마비가 발생하여 일상에 큰 영향을 미친다. 그리고 변형된 척추에 의해 흉곽이 압박되어 호흡기나 내장에도 영향을 줄 수 있다.

최대한 조기에 발견하여 대처하기 위해서는 평소부터 본인이나 자녀의 골격을 잘 관찰하여 변형되지 않았는지 확인해두자.

척추 질환으로 여러 가지 질환이 발생한다.

척주는 몸을 지탱하는 대들보

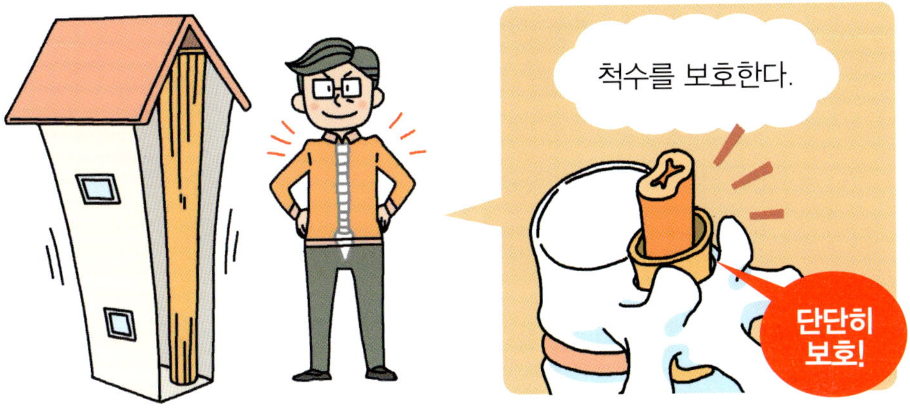

척수와 척주관

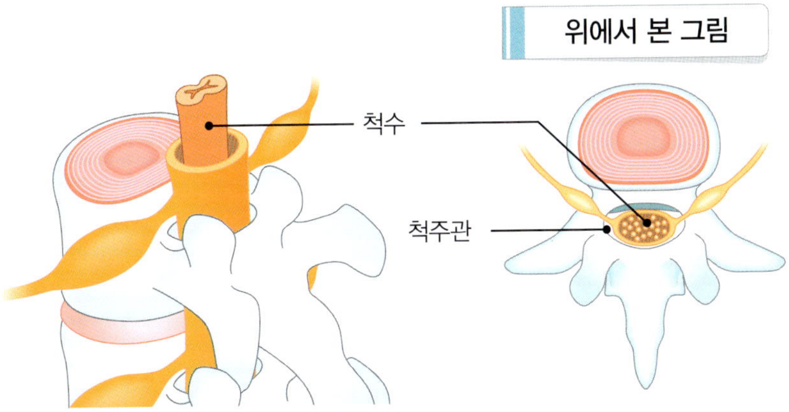

척주에 발생하는 질환

측만증

척추종양·척수종양

척추결핵

POINT 진행되면 척추나 흉곽이 변형된다.

특발성 측만증(idiopathic scoliosis)

인간의 척추는 앞뒤로 봤을 때 거의 직선으로 곧은 상태가 정상이다. 그것이 좌우로 크게 구부러진 상태를 측만이라고 한다. 좌우로 구부러질 뿐만 아니라 비틀린 경우도 있다.

이러한 측만증의 대부분은 원인이 확실치 않은 특발성 측만증이다.

특발성 측만증은 주로 소아기에 발생하고 유아기(3세까지), 학동기(4~9세), 사춘기(10세 이상)로 나뉘는데, 그 중 사춘기의 발생이 약 80%에 이른다.

여자들에게 많고 남자들의 7배 이상이다. 발병하여 척추가 측만되면 저절로 좋아지는 일은 없고, 뼈의 성장이 멈출 때까지 진행되기도 한다.

초기에는 통증 등의 증상이 없어 상당히 진행된 후에 발견되는 경우가 흔하다.

진행되면 흉곽 등을 압박하여 호흡기와 내장 등에 영향을 미치기도 한다.

조기 발견을 위해서는 가족 등 주변 사람들의 세심한 관찰이 중요하다.

의심되는 경우는 전방굴곡 검사를 실시한다. 측만증이 있을 때, 앞으로 허리를 구부리면 척추가 흔히 비틀어지므로, 등쪽 갈비뼈가 한쪽으로 돌출된다.

앞으로 허리를 숙이고 좌우 높이의 차이가 7~8mm 이상 혹은 경사각이 5도 이상일 때는 특발성 측만증을 의심한다.

의심된다면, 즉시 정형외과에 내원하여 진료를 받자. 경도일 경우, 운동치료를 통해 자세와 관련된 등근, 복근, 둔근, 대퇴근을 강화한다.

경도~중등도의 측만증에 대해서는 측만의 진행을 막고 교정하기 위해 보조기치료를 시행한다. 중증일 경우 10세 이상에서는 원칙적으로 수술을 실시한다.

용어해설

특발성 : 질환 중에서 발병한 원인이 명확하지 않은 것을 이르는 말. 원인불명이라는 의미이며, 돌연히 발병하는 '돌발성'과는 다르다.

원인불명의 척추 변형인 특발성 측만증

척추가 좌우로 크게 휘어진 측만증

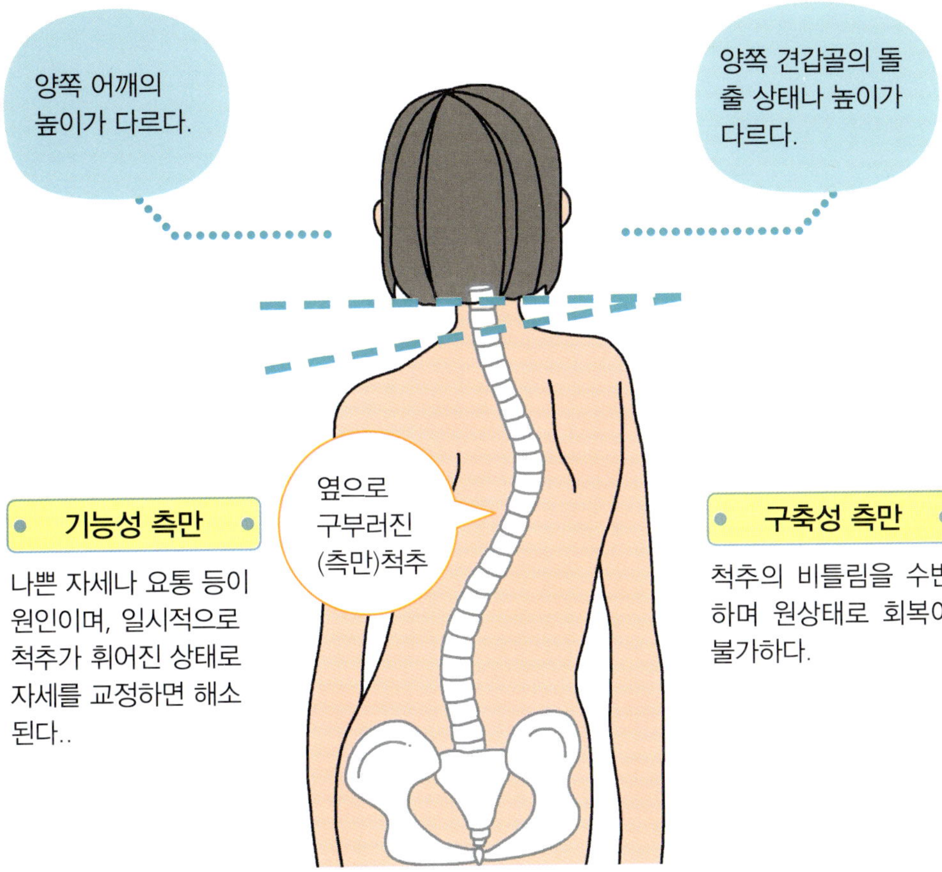

기능성 측만

나쁜 자세나 요통 등이 원인이며, 일시적으로 척추가 휘어진 상태로 자세를 교정하면 해소된다..

구축성 측만

척추의 비틀림을 수반하며 원상태로 회복이 불가하다.

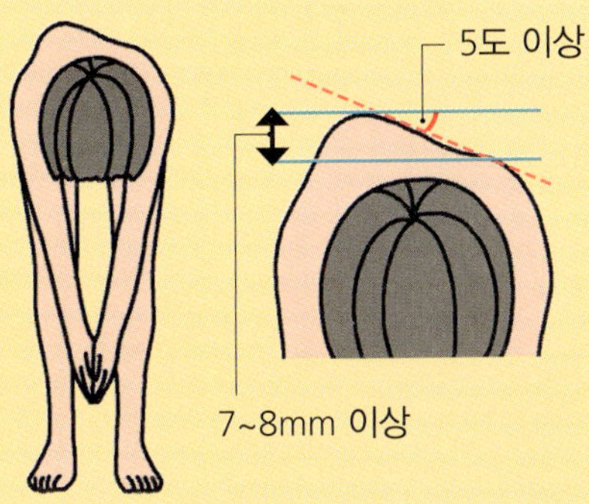

1 상의를 벗고, 양 손바닥을 모아 허리를 앞으로 숙인다.

2 양쪽 등의 높이가 7~8mm 이상 차이 날 경우, 특발성 측만증을 의심한다.

척추결핵(tuberculous spondylitis)

결핵균이 척추에 감염되어 척추뼈나 추간판 조직을 파괴하고, 괴사시키는 질환이 척추결핵[척추 카리에스(caries), 결핵성 척추염]이다. 대부분 폐결핵이나 신장결핵 후 이차성으로 발병한다.

결핵은 항결핵약제가 등장하기 전, 일본에서 오랫동안 사망 원인 1위를 차지할 정도로 흔했고, 결핵에 따른 척추결핵도 매우 많았다. 결핵치료법이 확립되어 급격히 감소했지만 아직 근절된 것은 아니다.

척추결핵은 결핵균이 척추뼈나 추간판 등 척추에 감염되어 증상이 발생한다. 현재, 결핵은 항결핵약제로 치료되지만, 체내에 잔존한 결핵균이 어떠한 원인에 의해 활성화되어 척추에 감염되면 척추결핵이 발병할 수 있다. 그리고, 결핵환자와 접촉함으로써 감염되어 발병하기도 한다.

고령자, 영유아, HIV감염자 등 면역력이 저하된 사람은 감염되기 쉬우므로 주의해야 한다.

척추결핵이 발생하면, 척추에 고름이 생긴다. 초기에는 등과 허리를 움직일 수 없거나 부딪칠 때 통증을 호소한다. 진행되면 서서히 다른 척추뼈나 추간판에 차례로 감염이 퍼지고, 고름이 늘어 추체나 추간판이 파괴된다.

고름(농양)이 척수신경이나 신경근(신경뿌리)을 압박하여 하반신 마비나 배뇨장애 등의 심각한 증상을 유발한다. 이때 야간에도 강한 통증이 나타나며, 미열 등이 수반될 수 있다.

더욱 진행되면 추체가 붕괴되어 변형된다.

치료는 항결핵약제 복용 등의 보존적 치료이다. 상태(병기)에 따라서는 괴사된 조직이나 고름을 제거하는 수술을 시행하기도 한다.

용어해설

Caries : 뼈나 관절 등의 조직이 세균에 감염되어 침식되는 상태를 이르는 말. 척추결핵(척추 카리에스), 충치(덴탈 카리에스) 등이 있다. 역주) 일본에서는 척추결핵을 척추 카리에스라고 함.

결핵균에 감염되어 발생하는 척추결핵

초기

처음에는 추체가 파괴되고, 다음으로 추간판이 파괴된다.

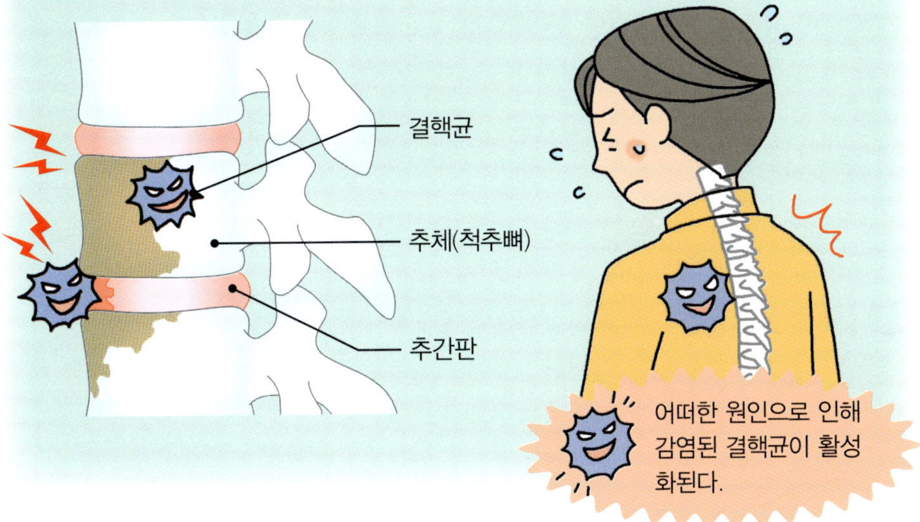

중기

등이나 허리를 움직이거나 두드리면 통증이 발생한다.

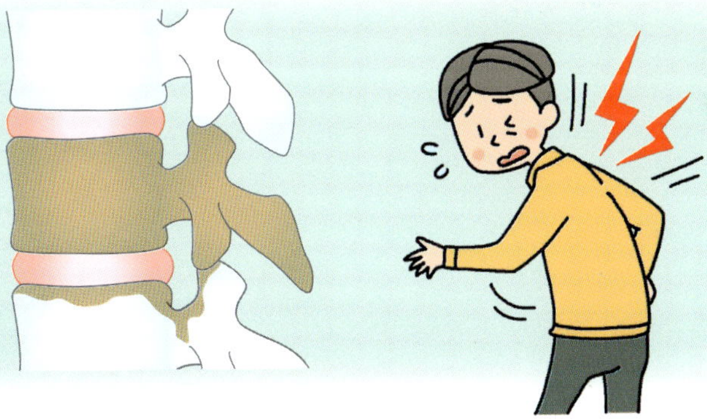

진행되면...

고름(농양)이 척수나 신경근을 압박하여 하반신 마비, 배뇨장애 등의 심각한 증상을 유발한다. 야간에 극심한 통증이나 미열을 수반하기도 한다.

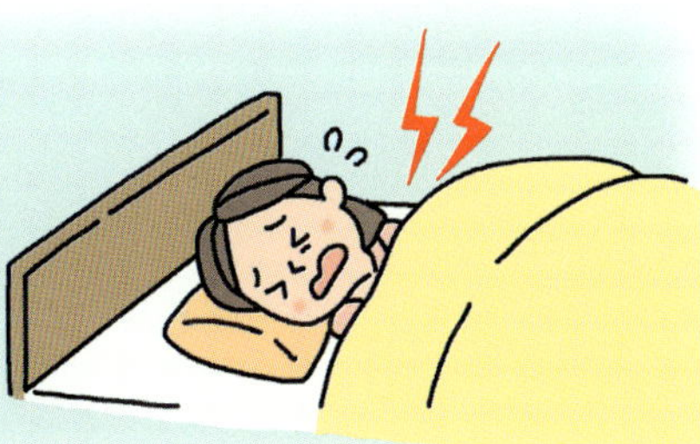

척추종양·척수종양

통증이 발생하는 부위가 시간이 흐름에 따라 달라지거나 통증이 점점 악화되고, 어지러움과 저림 등의 증상이 수반될 때는 척추종양이나 척수종양을 의심한다.

척추에 종양이 생긴 척추종양이 진행되면, 척추의 추골이 파괴되어 척수를 압박하고 신경계에 장애가 나타난다.

척수에 종양이 생기는 척수종양은 초기부터 신경장애가 나타난다.

종양에는 양성과 악성이 있으며, 심각한 것이 악성 종양(암)이다.

처음부터 척추나 척수에 발생한 암을 원발성 암이라고 하며 폐암, 위암, 유방암, 자궁암, 전립선암 등으로부터의 전이성 암도 있다.

증상에는 몸을 움직일 때 목덜미나 등에 강한 통증, 손발가락의 저림, 감각 저하 등이 있다. 진행되어 종양이 커지면 배뇨장애 등의 신경장애가 악화된다.

안정 시나 야간에도 통증이 지속되고, 점점 통증이 악화되는 것이 특징이다.

또한, 앞서 말했듯이 통증을 호소하는 부위가 일정하지 않고 여기저기 이동한다. 이러한 증상이 있을 때는 즉시 진료를 받도록 하자.

척추의 암 대부분은 전이성이며, 원발암(처음 발생한 암)의 치료가 우선이다. 척추의 암에는 주로 방사선치료를 시행하며, 수술로 절제하거나 항암제를 투여하기도 한다.

척수의 암은 극히 드물다. 양성 종양의 경우는 신경학적 소견과 예후에 따라 수술에 의한 종양의 절제가 필요할 수 있다.

어떠한 이유든 척수가 심각하게 손상되기 전에 치료하는 것이 중요하다.

종양으로 인해 통증이 생기는 척추종양·척수종양

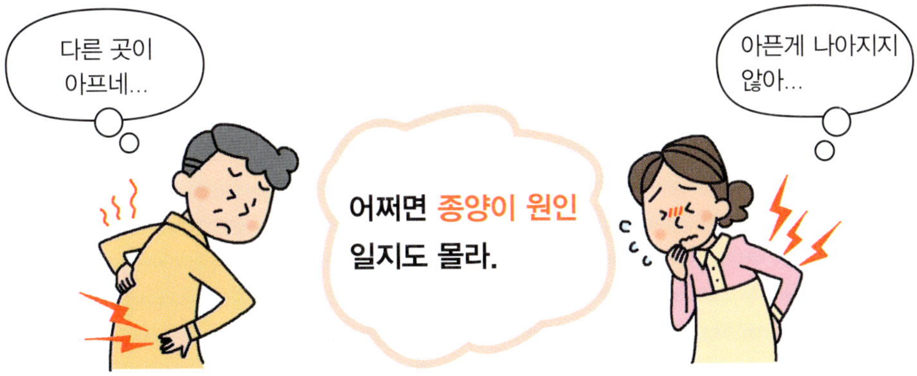
다른 곳이
아프네...
어쩌면 종양이 원인
일지도 몰라.
아픈게 나아지지
않아...

통증 부위가 달라진다.

통증이 점점 악화된다.

이런 증상이 있을 때는 즉시 진료를 받자.

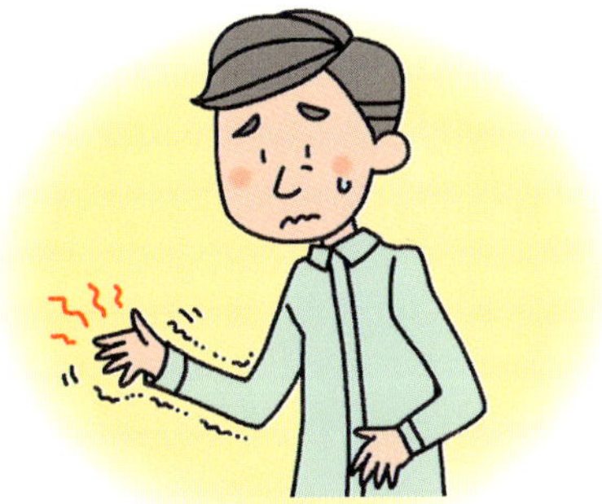

- 손발가락 끝이 저려서, 움직이기 어렵다.
- 팔에 아픈 부위가 확대된다.

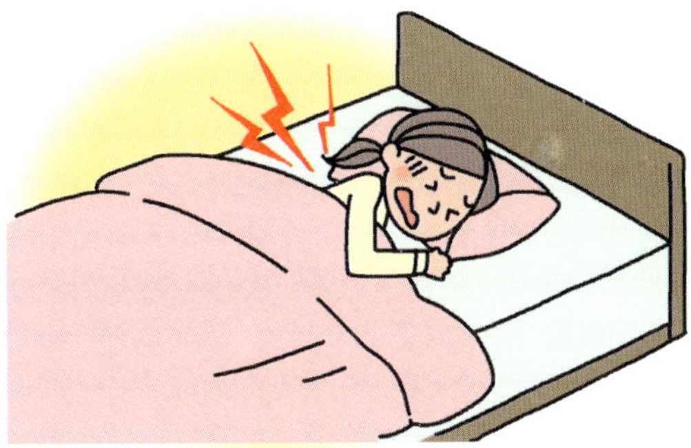

- 밤에도 계속 아프다.
- 안정 시에도 계속 아프다.

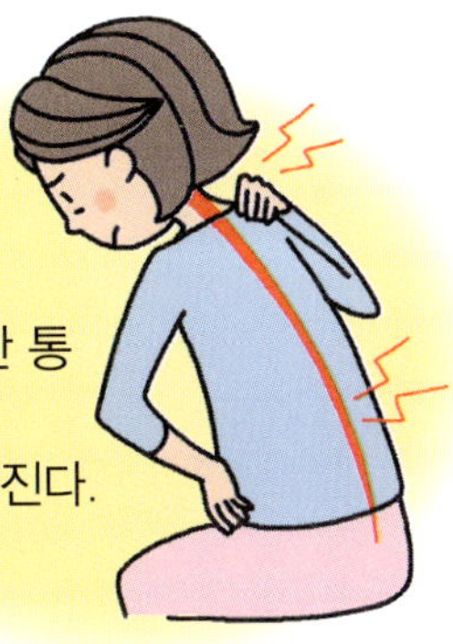

- 목덜미, 등에 강한 통증이 있다.
- 점점 통증이 심해진다.

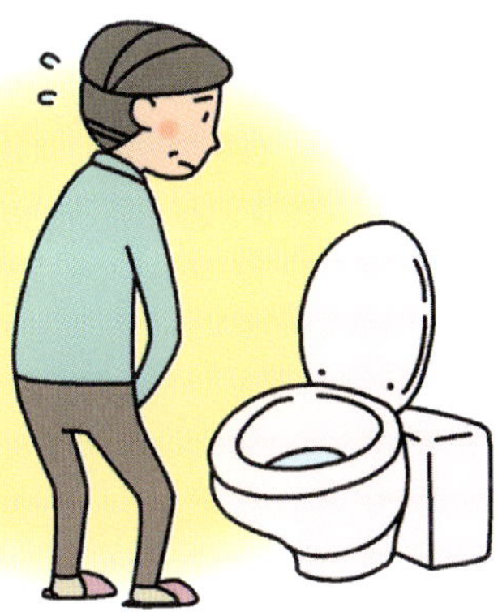

- 소변을 보기 힘들다.
- 자주 화장실에 가야 한다.

외상에 의한 통증

외상성 경부증후군(편타성 손상, whiplash injury)

이른바 '편타성 손상'의 정식 명칭은 외상성 경부증후군이다.

격한 운동 경기나 추돌사고 등 목의 외상으로 발생하고, 경부염좌라고도 한다. 엑스레이 검사에서도 골절이나 탈구가 관찰되지 않는다.

편타성 손상은 목이 전후(혹은 좌우)로 빠르고, 크게 움직여 근육과 인대가 손상된다. 대부분의 경우 적절한 치료를 받으면 약 3개월 정도면 치유된다. 그러나 바레-류증후군(Barré-Liéou syndrome, p. 68)과 같은 심각한 후유증을 남길 수도 있다.

외상성 경부증후군은 목이 받은 충격의 정도에 따라 직후부터 증상이 나타나거나, 당시에는 아무렇지 않다가 다음 날부터 아프거나 뻣뻣해지는 등의 증상을 보이기도 한다.

경도의 경우 근육만 손상이 있고, 사고 후 몇 시간에서 24시간 후 목을 움직이기 힘들거나 어깨가 결리고, 움직일 때 통증이 발생한다.

충격이 클 때는 근육뿐만 아니라 인대도 손상되어 외상 직후부터 심한 통증이 나타나며, 통증 범위가 후두부나 어깨, 팔까지도 확대된다.

통증은 며칠 내에 대부분 호전되지만, 그 이후 전신의 무력감, 두통, 오심, 이명 등 통증 이외의 증상이 1일~1개월 반 정도 지속될 수 있다.

척수까지 손상되면 보행장애, 배뇨장애가 나타나기도 한다.

교통사고 등이 있었다면, 당시에는 아프지 않았더라도 반드시 의료기관을 방문해 진료를 받도록 한다.

외상성 경부증후군(편타성 손상)

목이 전후(좌우)로 빠르고, 크게 움직여 발생한다.

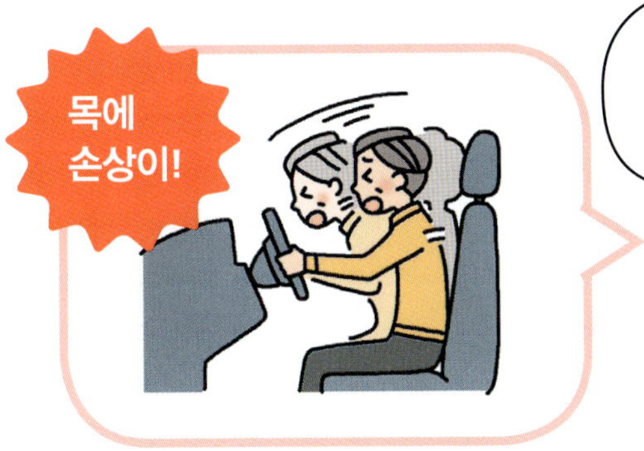

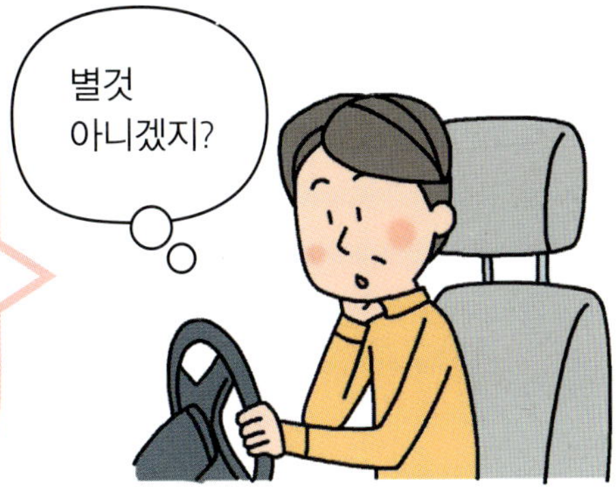

사고 직후에는 아무렇지 않아도,
이후에 통증이 나타날 수 있다.

급성기(손상 후 1주일 정도)

증상이 호전되어,
경도의 통증만 지속
된다.

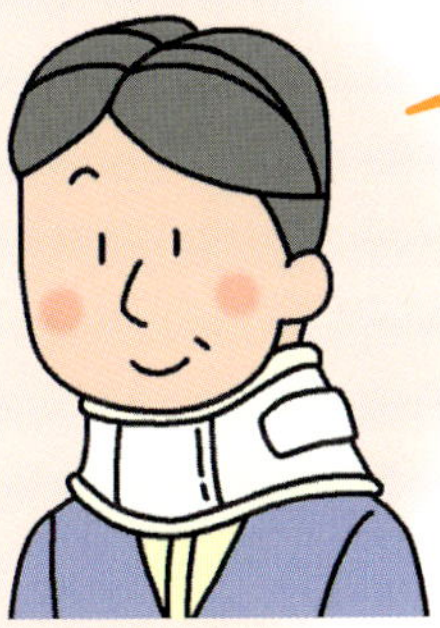

그 이후

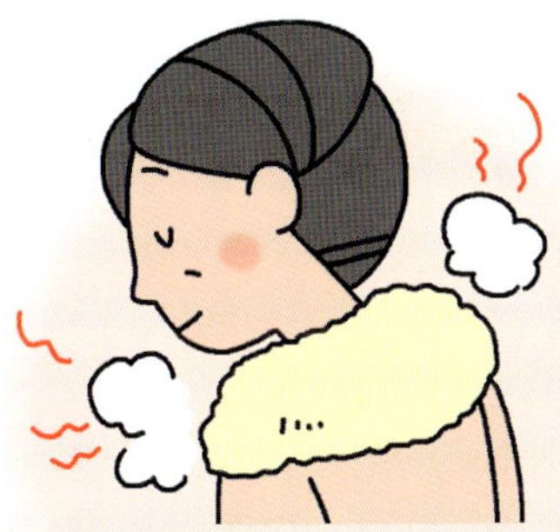

급성기가 지나면, 뜨거운
수건 등으로 아픈 부위를
따뜻하게 한다.

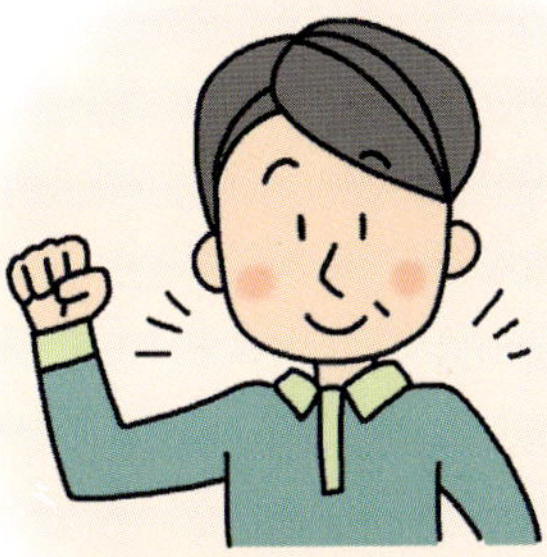

통증이 거의 사라지고
치유된다.

3개월이 지나도 통증이
나아지지 않고, 두통과
어지러움이 있다면 '바레-
류증후군'이 의심된다.

바레-류증후군(Barré-Liéou syndrome)

바레-류증후군은 목 등의 외상으로 인해, 자율신경에 장애가 발생한 질환이다.

편타성 손상 후 후두부 통증, 어지러움, 구토, 안면 통증, 화끈거림, 이명이나 난청 등의 청각장애, 시력저하와 시야협착 그리고 눈의 피로나 안구통증 등의 시각장애, 심계항진 등의 증상을 보인다. 특히 머리나 얼굴 주위에 나타나는 증상이 많은 것이 특징이다.

외상이 목 부위의 경부 교감신경이라는 자율신경에 영향을 미쳐 이와 같은 증상이 발생한다.

자율신경의 흥분과 이완이 반복되어 앞서 설명한 것처럼 다양한 증상이 발생하거나 소실된다.

전신의 권태감, 무력감, 피로감, 불면 등 정신적인 증상을 보일 수도 있다.

바레-류증후군의 증상은 외상 직후에는 없으며, 2~3주가 경과하여 발생한다. 편타성 손상 등 원인 외상이 치유되어도 증상이 지속될 수 있다.

의료기관에 내원하여 증상을 호소해도 외상과 직접적인 관련이 없으면 정확한 진단이 어려운 질환이기도 하다. 진찰한 의사가 외상이 있었다는 것을 알지 못하면, 자율신경 실조증과 같은 진단을 하기 쉽다.

치료는 약물을 투여해 혈액순환을 촉진하고, 신경계 이상을 억제한다.

중증의 경우는 신경차단술(p. 86)을 시행해 목 주위 교감신경의 과긴장 상태를 안정시킨다.

전방감압고정술(p. 92)로 신경근을 압박하는 골극이나 추간판을 제거하여 증상을 개선하기도 한다.

정신적인 증상이 심할 때는 안정제를 사용할 수 있다.

용어해설

이명 : 외부에서 소리가 나지 않았는데 소리가 들리는 상태. 실제로 소리가 없는 것을 자각적 이명, 체내에서 작은 소리가 들리는 것을 타각적 이명이라고 한다.

경부 외상 후유증인 바레-류증후군

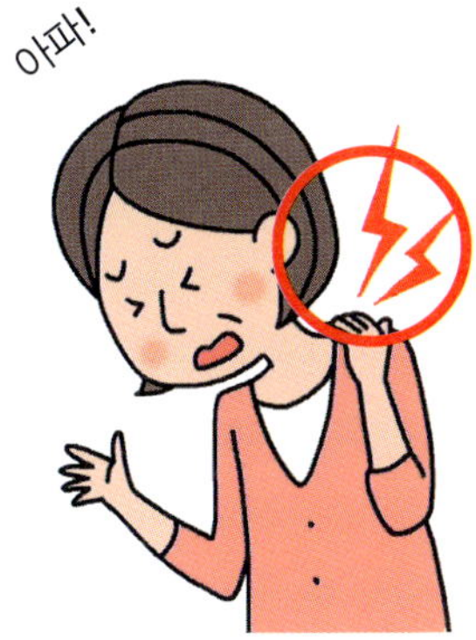

목의 외상으로 인해, 경부 교감신경이라는 자율신경에 장애가 발생한다.

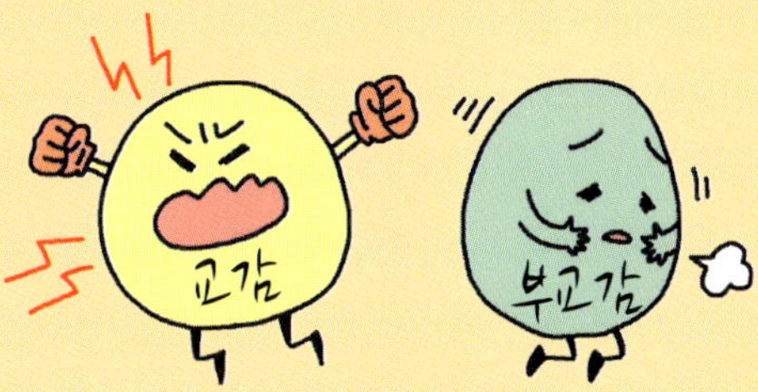

흥분과 이완을 반복한다.

바레-류증후군이 발병

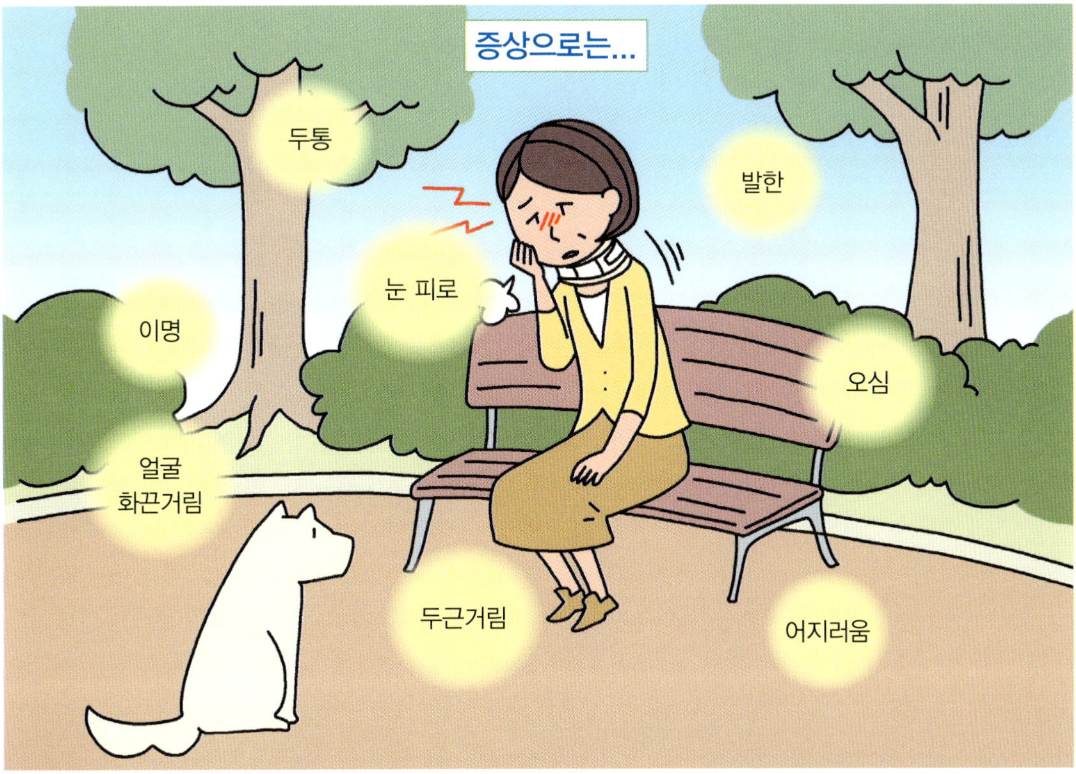

POINT 특히 머리나 얼굴 주위에 나타나는 증상이 많다.

탈구(dislocation)

탈구란 관절의 뼈 접합부가 본래 위치를 벗어난 상태이다. 외부의 힘이 가해진 후 심한 통증이 발생하며 어깨를 움직일 수 없게 된다.

견관절은 팔의 복잡한 움직임을 가능하게 하기 위해 얕게 결합해 있어 탈구가 일어나기 쉬운 부위이다. 어깨가 빠진 후 다시 되돌리면 된다는 것이 아니라, 위치가 벗어난 것으로 인해 주위 조직이 손상을 받기 쉽다. 관절낭이 견갑골 쪽에서 찢어지거나 찢어지며 관절을 감싸는 회전근개가 파열되고, 동시에 신경이 손상되기도 한다. 상완골두(humeral head)의 가쪽 및 전방에 있는 뼈 돌기(결절, tubercle) 등 주위의 뼈 손상도 발생한다.

관절이 완전히 탈구되지 않고 곧 제 위치로 돌아오는 아탈구(불안전 탈구)나, 몇 분간 팔 전체가 저려 움직일 수 없게 되는 데드암증후군(dead arm syndrome)도 있다.

어떤 이유라도 탈구가 발생한 경우는 주위 조직이 손상되므로, 팔을 덜 아픈 위치로 고정하고, 신속히 정형외과 진료를 받아야 한다.

시간이 지나 부어오르면, 관절을 원래 위치로 되돌리는 것(정복, reduction)이 어려워진다.

의료기관에서는 바로 정복하지 않고, 환자를 침대에 엎드리게 하여 손목에 추를 매달아 팔을 당기는(견인, traction) 방법(스팀슨 방법, stimson technique)이나 바로 눕게 하여 팔을 당기며 서서히 위로 들어 올리는 방법(제로 포지션 방법, zero position technique) 등을 이용해 서서히 정복한다.

위 방법으로도 낫지 않는 경우에는 전신 마취 혹은 수술이 필요하다.

치료 후에는 어깨를 고정하고, 완전히 나아지면 고정을 제거한다.

주위 근육과 관절낭이 충분히 회복되지 않고, 치료 후에도 탈구가 반복되는 반복성 견관절 탈구인 경우에도 수술이 필요하다.

탈구되기 쉬운 견관절

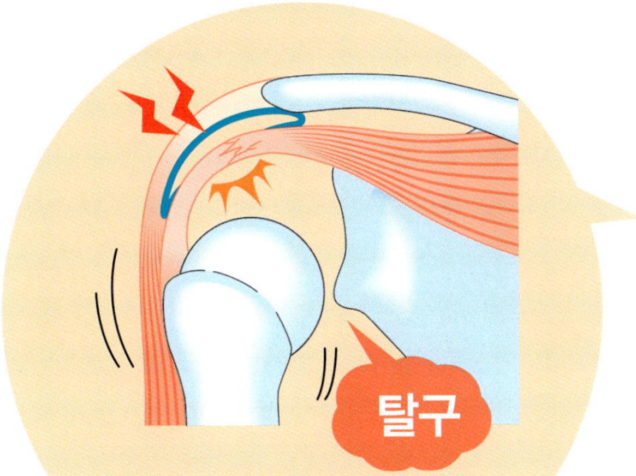

어깨가 빠지면(탈구), 관절 주위 조직이 손상된다.

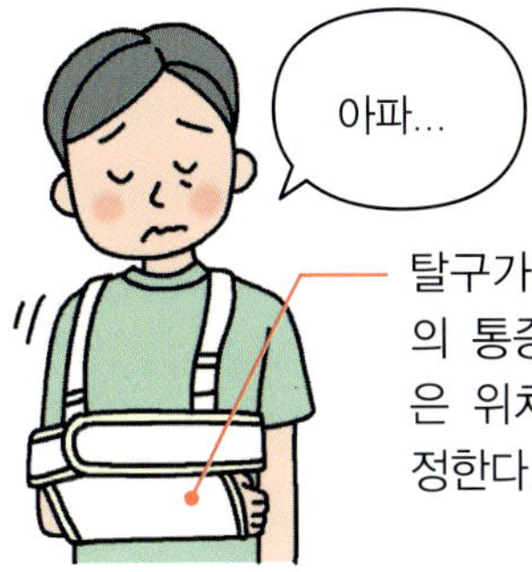

탈구가 되면 팔의 통증보다 적은 위치에서 고정한다.

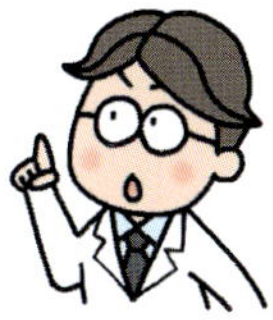

안정될 때까지 확실히 고정하는 것이 중요!

탈구의 정복 방법

스팀슨 방법

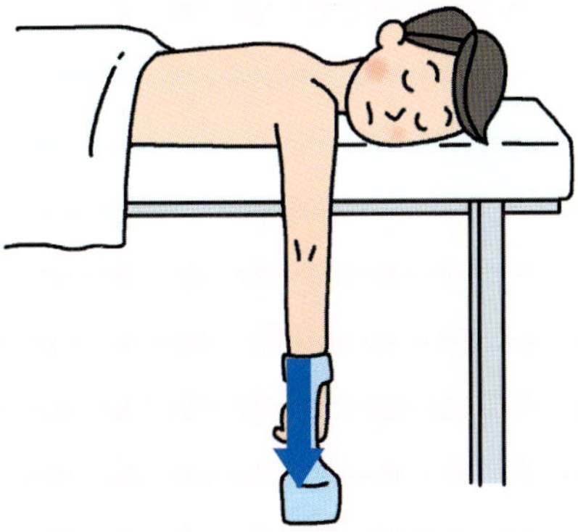

침대에 엎드려 어깨에 힘을 빼고 손목에 2~3kg의 추를 매달아 정복하는 방법이며 몇 분 정도 필요하다.

제로 포지션 방법

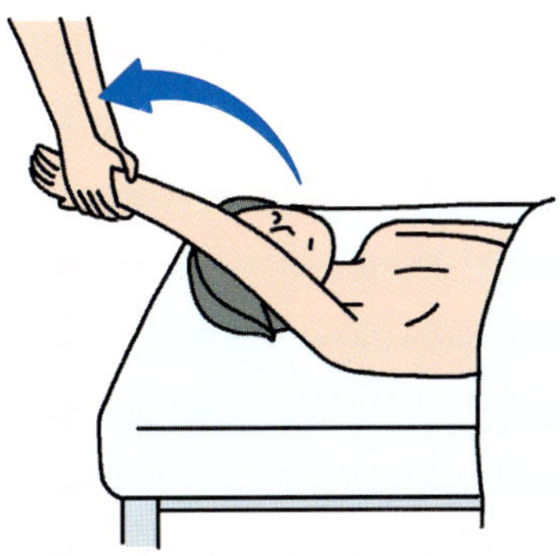

바로 눕게 하여, 팔을 당기며 서서히 위로 들어 올려 정복하는 방법

어깨의 건염(힘줄염, tendinitis)

뼈는 근육이 수축함에 따라 움직이고, 이를 위해서는 근육이 뼈에 붙어 있어야(고정되어야) 하며 뼈와 근육을 고정하고 있는 부분을 힘줄(건)이라고 한다.

손목에는 힘줄의 원활한 움직임을 위해 '건초(tendon sheath)'라는 칼집 모양의 조직이 있다. 건초염은 건과 건초 사이의 마찰이 반복되어 건초에 염증이 발생한 상태이며, 염증으로 인해 붓고, 움직이기 어렵게 되며 통증이 유발된다.

건초염은 손목 등에 발생한다고 알려져 있는데, 어깨에서도 '건염(힘줄염, tendinitis)'이라는 비슷한 증상이 발생한다. 관 모양의 점액낭 부위에 염증이 발생해 이를 통과하는 장두건(long head tendon of biceps)의 움직임을 저해하여 통증이 유발된다. 건초는 아니므로 건염이 정확한 명칭이지만, 속칭 '어깨 건초염'이라고도 한다.

어깨의 건염은 어깨 근육을 과사용(혹사)하여 발생한다. 예를 들어 야구의 투구나 볼링, 테니스 등 어깨를 자주 써야 하는 스포츠 선수들과 피아노, 바이올린, 기타 등 악기를 연주하는 사람, 공장의 생산 라인에서 일하는 사람, 컴퓨터 작업을 하는 사람 등 같은 부위의 근육을 반복적으로 장시간 사용할 때 흔히 발생한다.

증상은 건 주위의 염증으로 인해 건의 움직임이 저해되어 어깨를 움직이기 힘들거나 통증이 발생하고, 안정 시에도 아플 수 있다.

건염이 생기면 우선 환부를 쉬게 하여, 염증을 낫게 해야 한다. 환부를 움직이지 않게 하고, 정확한 진단을 위해 병원 진료를 받도록 하자. 치료는 소염제, 파스, 스테로이드 주사 등의 약물치료로 염증을 억제하고, 1-2주 동안 환부를 안정시켜 부담을 줄인다면 대부분 증상이 호전된다.

통증이 완화되면 재발을 막기 위해 어깨가 아프지 않은 범위 내에서 서서히 어깨를 움직이게 하여 혈류를 개선하고 부종이나 구축을 예방하는 것이 중요하다. 따뜻하게 하여 혈액순환을 호전시키는 것도 효과적이다.

어깨의 혹사로 발생하는 어깨의 건초염

같은 부위의 근육을 장시간 반복해서 사용하는 사람은 주의해야 한다.

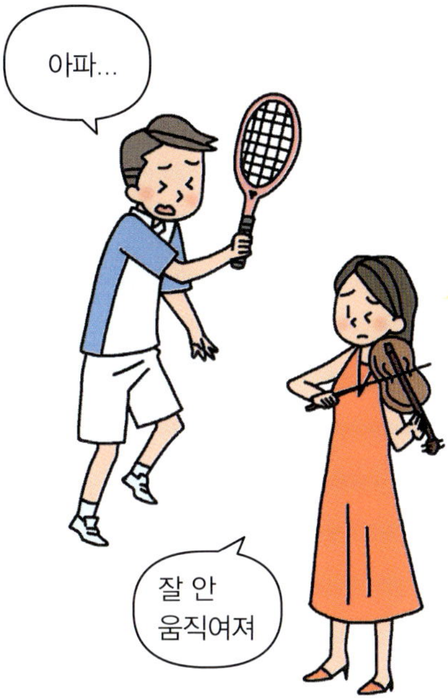

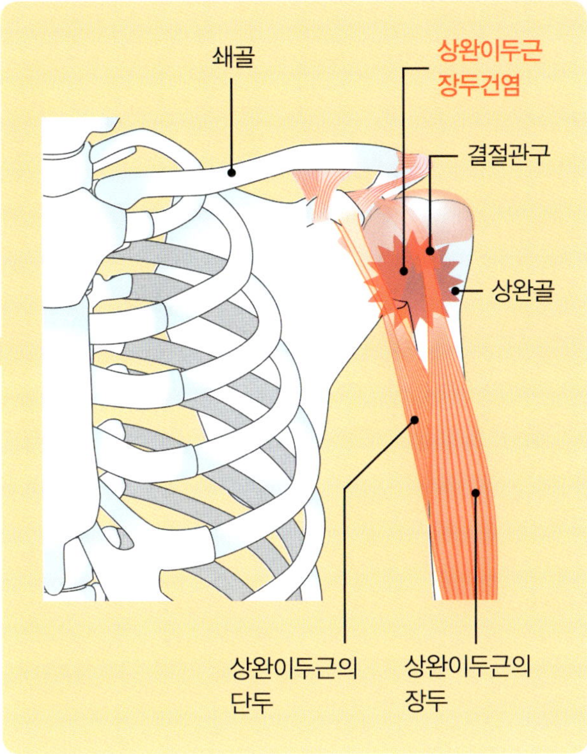

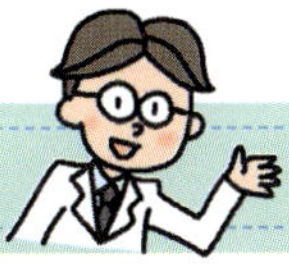

예방하기 위해서는

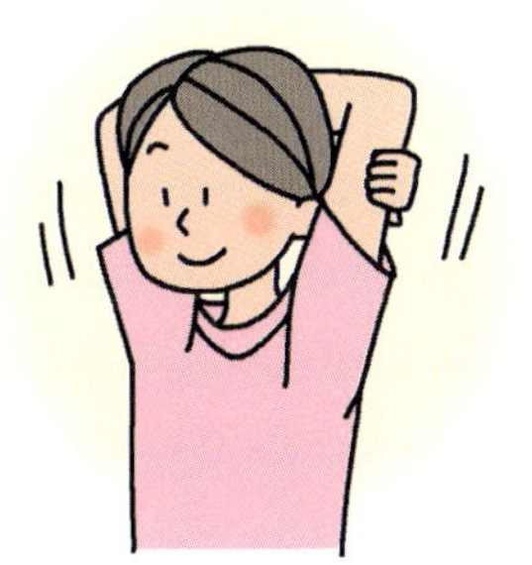

운동하기 전 충분히 어깨를 스트레칭한다.

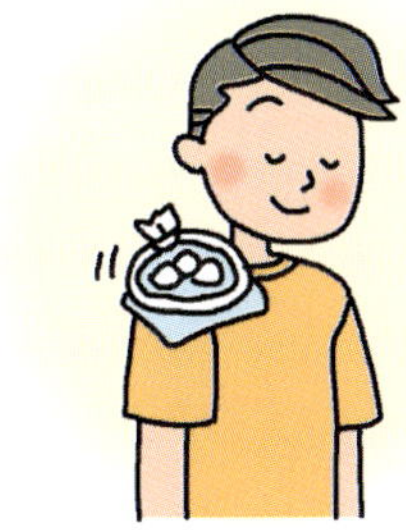

운동 직후에는 어깨에 냉찜질을 한다.

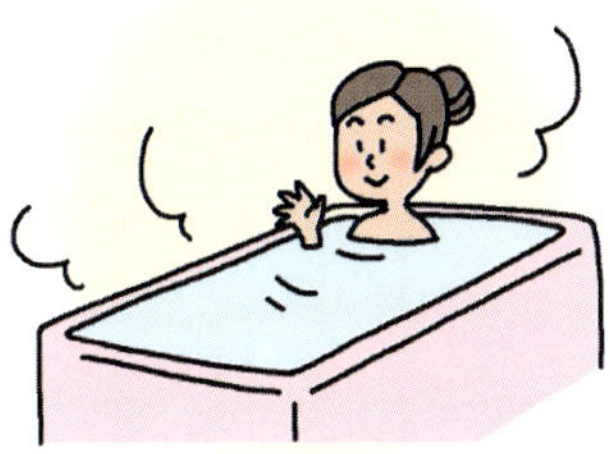

따뜻한 목욕 등으로 온몸의 혈액순환을 개선한다.

POINT 어깨를 혹사시키지 않는 것이 최고의 예방법이다!

신경·혈관의 압박에서 오는 통증

흉곽출구증후군(thoracic outlet syndrome)

흉곽출구증후군은 쇄골과 1번 늑골(가장 상부의 늑골)로 이루어진 공간(흉곽출구)이 좁아져 그곳을 통과하는 혈관과 신경이 압박되기 때문에 목, 어깨, 팔이 저리게 되는 증상이다. 원인에 따라 다음 페이지와 같이 4가지로 나뉜다.

처진 어깨로 근력이 약한 사람에게 잘 발생하며, 30세 전후 여성에서 흔하다. 어깨가 처진 사람은 흉곽출구가 좁고 이로 인해 근력이 약해지면 상완신경총이 팔의 무게에 눌려 흉곽출구증후군이 발생하기 쉽다.

어깨가 들려 목이 짧은 근육질 남성은 발달된 근육으로 인해 흉곽출구가 압박되기도 한다.

혈관이나 신경이 압박되는 부위에 따라 다르지만, 가장 흔한 증상은 팔부터 손까지 저린 것이다. 그 밖에도 팔이 무겁고 아프거나, 어깨 결림이 있고, 목이 아플 수 있다. 또한, 동맥이 압박되면 손이 차거나 손가락의 궤양(허물짐), 자율신경장애로 인한 두통이나 어지러움 등도 생길 수 있다.

치료에는 통증 등을 완화하기 위해 소염진통제, 근육이완제 등이 처방된다. 또한, 목과 어깨를 따뜻하게 하는 온열치료로 통증을 경감시킨다.

약물치료로 통증이 경감되면 근력운동을 실시해 목과 어깨의 근력을 강화시킨다. 근력이 붙으면 쇄골과 1번 늑골 사이에 공간이 넓어져 통증이나 저림이 잘 발생하지 않게 된다.

통증이 심할 때는 국소마취제를 주사하는 신경차단술(p. 86)을 시행할 수도 있다.

동시에 혈관과 신경이 압박되지 않도록 자세를 개선해야 한다.

쇄골과 늑골 사이가 좁아지면 발생하기 쉬운 흉곽출구증후군

흉곽출구가 좁아진다.

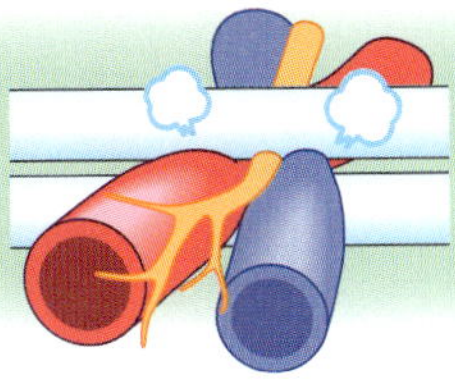

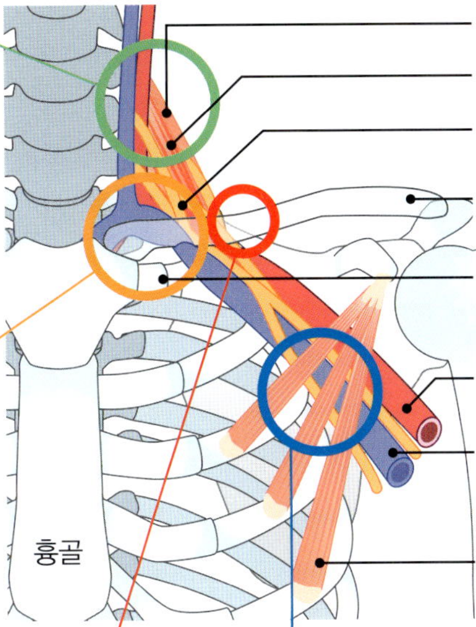

사각근증후군

혈관과 신경이 목에 있는 사각근을 빠져나오는 부분에서 혈관이나 신경이 압박되는 유형

경늑골증후군

경추에 생긴 비정상적인 뼈(경늑골, cervical rib)가 1번 늑골 위로 튀어나와 혈관과 신경을 압박하는 유형

늑쇄골증후군

쇄골과 1번 늑골 사이에서 혈관과 신경이 압박되는 것으로 흉곽출구증후군 중 가장 흔한 유형

과외전증후군

소흉근 아래에서 혈관과 신경이 압박되는 유형

흉곽출구증후군이 유발되기 쉬운 체형

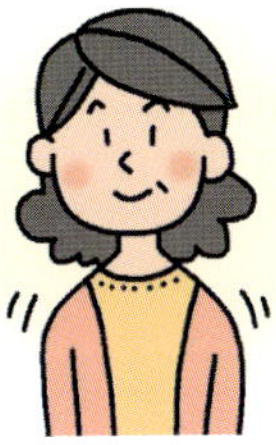

처진 어깨

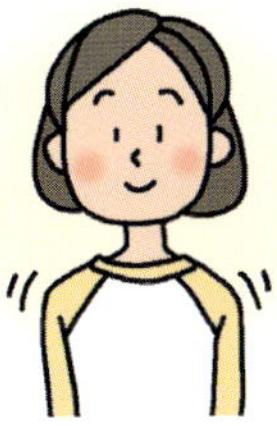

어깨 주위 근육이 적다.

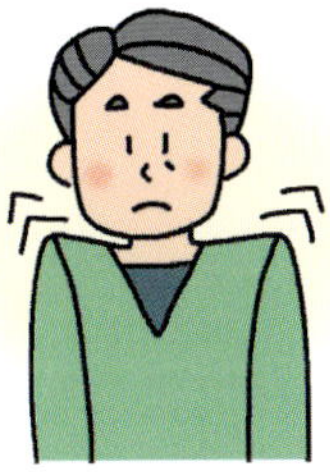

목이 짧고 어깨가 들린 근육질

수근관증후군(손목터널증후군, carpal tunnel syndrome)

수근관은 장시간 타이핑, 봉제업, 자동차 정비, 치과 기공 등 손가락과 손목을 과사용(혹사)하는 사람에게 흔하다.

손목을 부자연스럽게 고정한 채 손가락으로 작업을 지속하거나 손목에 반복적으로 강한 힘을 가하면 손바닥 쪽에 신경이 눌려(압박) 손가락이 저리게 되는 질환이다.

수근관증후군은 당뇨병, 간질환, 류마티스, 신부전으로 혈액 투석치료를 받는 사람 등 지병이 있는 사람에게 흔하다. 여성 호르몬의 큰 변화를 보이는 임신·출산기나 갱년기 여성에서도 발생할 수 있다.

수근관은 손바닥 쪽 손목에 있는 수근골과 횡수근인대로 둘러싸인 좁은 터널 모양의 신경 통로이다. 이 수근관 내부에는 정중신경이라는 신경이 지난다.

정중신경은 엄지, 검지, 중지, 약지(엄지 쪽 절반)의 손바닥 쪽 감각을 지배한다.

손목을 혹사하거나 외상 등으로 근육이 부어 정중신경이 눌리면 손가락 등에 저림이 나타난다.

진행되면 손가락과 손바닥뿐만 아니라 팔과 어깨까지도 통증과 저림이 발생한다.

일반적으로 통증은 아침에 심하고, 손목에서 손가락으로 통증을 수반하거나 야간에도 통증이 발생할 수 있다.

중증화되면 엄지 부위 손바닥(무지구) 근육이 위축되고, 손가락의 위약감이나 감각 저하가 발생한다. 엄지와 검지로 원을 만드는 OK 사인과 같은 동작을 하기도 어렵게 된다.

이러한 증상을 개선하기 위해서는 손목을 쉬게 하고 손목에 가해지는 부담을 줄여야 한다. 증상이 심한 경우는 신경 압박을 제거하는 수술을 검토한다.

손목을 혹사하여 저림이 생기는 수근관증후군

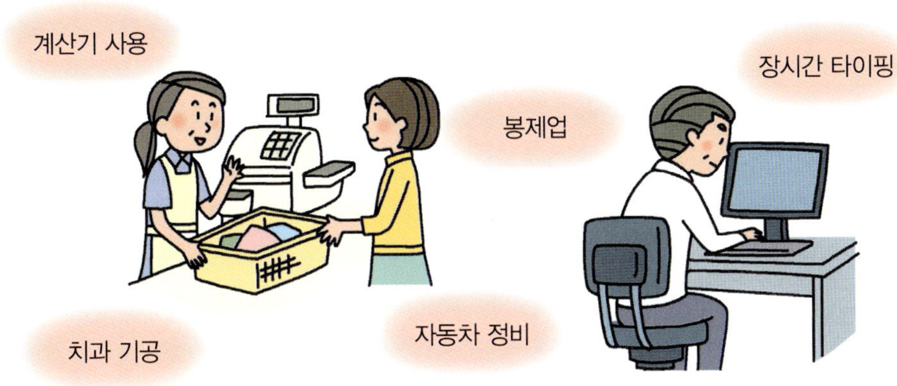

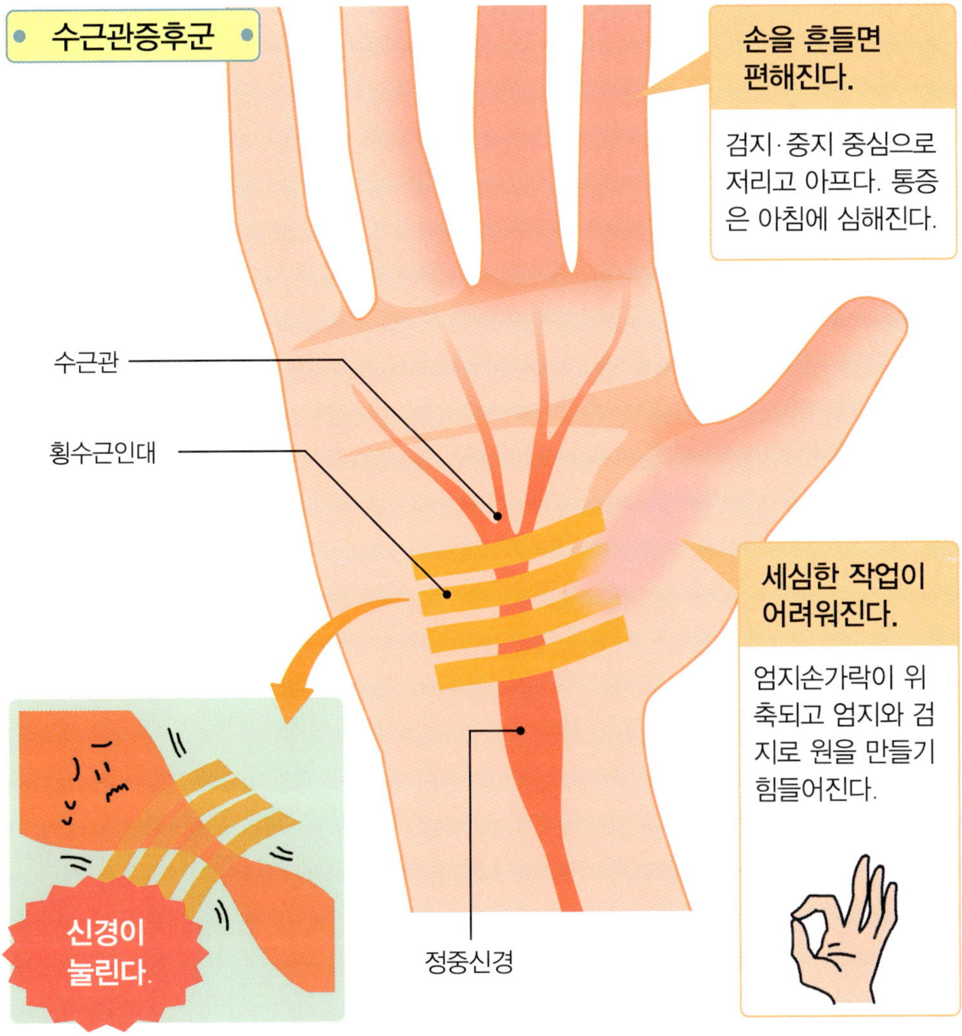

병원에서 받는 보존적 치료

우선 보존적 치료를!

경추 질환을 치료할 때 보존적 치료(보존요법)가 기본이다.

보존적 치료는 외과적 치료(수술) 이외의 치료이며, 통증을 억제하고 본래의 기능을 회복하는 것이 목적이다.

경추 질환의 주요 보존적 치료에는 안정치료, 물리치료(견인, 보조기), 온열치료, 약물치료, 운동치료 등이 있다.

급성기에는 의료기관에 입원하여 보존적 치료를 받기도 하지만 경도의 경우는 통원치료를 받는다. 또한, 안정치료나 약물치료 등은 가정에서도 가능하다.

● 안정치료

부목(깁스), 삼각건 등으로 환부를 고정하여 움직이지 않게 하는 치료법이다. 염증이 있는 경우나, 외상이 원인일 때는 급성기 증상에 대해 시행한다. 안정을 취하기만 하면 증상이 완화되는 경우도 있다.

● 물리치료

환부를 조금씩 잡아당겨 근육의 긴장을 푸는 견인치료나 경추 보조기(neck collar) 등으로 환부를 고정하고, 통증을 유발하는 움직임을 제한하며 재활치료를 시행하는 보조기치료 등이 있다.

견인치료는 의료기관에서 시행한다. 경추에 병변이 있는 경우는 턱과 후두부에 밴드를 걸고 위로 잡아당기는 것으로 경추를 신장시켜 압박이나 긴장을 완화한다.

잡아당기는 것과 이완시키는 것을 교대로 반복한다.

보조기치료는 의료기관에서 처방되는 경추 보조기를 이용해 목을 고정하는 것이다. 목을 움직임으로써 병변 부위가 신경을 자극하는 것을 억제하고, 동시에 환부를 안정시킬 수 있다.

주로 물리치료사나 의사가 의료기관에서 시행한다.

고정하는 보조기를 오랫동안 착용하면, 움직이지 않기 위해 환부 주변의 근력이 저하될 수 있다. 증상이나 회복의 상태를 보고 착용 시간이 길어지지 않게 한다.

병원에서 받는 보존적 치료

일정 기간 보존적 치료를 지속한다.

안정치료

부목(깁스)이나 삼각건으로 환부를 고정한다.

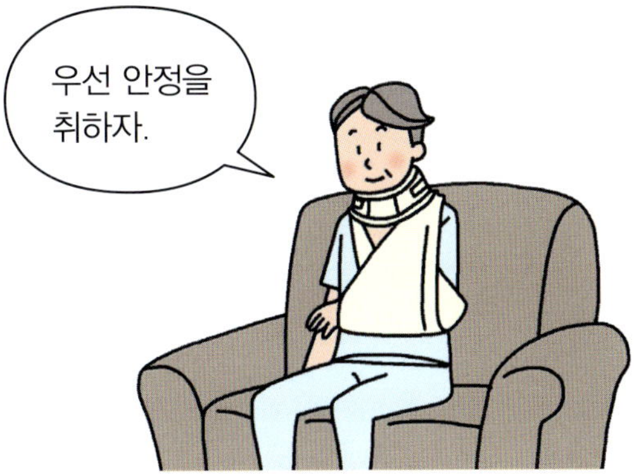

견인치료

경추를 늘려 경추부의 근육, 인대의 긴장을 완화한다. 치료를 받을 때는 턱을 당긴 자세로 비스듬히 위로 잡아당긴다. 잡아당기고 이완시키는 것을 15분간 반복한다.

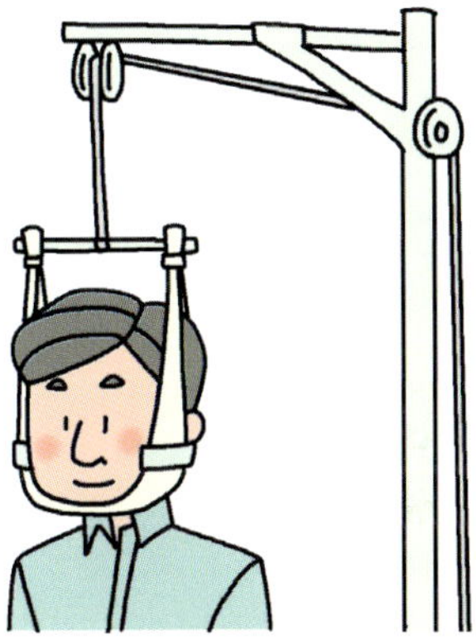

* 의료기관에서 실시한다.

보조기치료

경추 보조기(neck collar) 등을 이용해 환부를 고정한다.

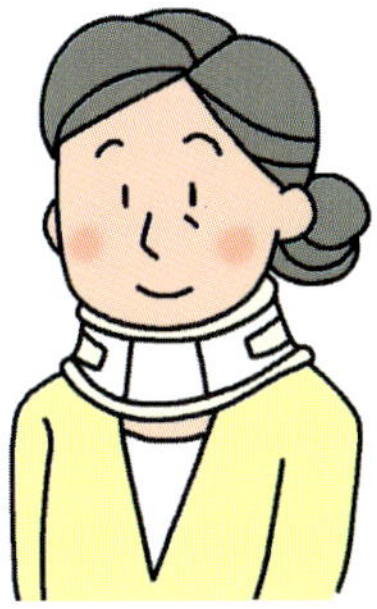

* 보조기를 오래 착용하면 근력이 저하되므로 회복 정도를 확인하여 착용 시간과 기간이 길어지지 않게 한다.

● 온열치료

핫팩(젤 형태의 온열제가 들어 있는 팩)이나 전기치료기를 환부에 대면 근육이 따뜻해져 혈액순환이 개선되고 젖산 등 피로물질의 배출을 촉진한다.

만성적인 뭉침이나 통증의 완화, 환부의 혈액순환 촉진을 목적으로 시행된다.

의료기관뿐만 아니라 가정에서도 가능하다. 하지만 가정에서는 너무 뜨겁게 하여 저온화상이 되지 않도록 주의한다. 신경장애 등으로 감각이 둔해져 있을 때는 특히 주의가 필요하다.

가정에서는 욕조 목욕도 효과적이다. 따뜻한 물에 몸을 담구면 혈액순환이 촉진되고 근육 피로가 완화된다. 본서의 5장에서 별도로 소개하고 있다.

염증이 남아 있을 때에, 환부를 따뜻하게 하면 통증이 악화될 수 있다. 통증이 심해진 경우에는 의사나 물리치료사와 상의한다.

또한, 대표적인 보존적 치료에는 통증과 염증을 완화하고 근육의 긴장을 이완할 목적으로 약을 투여하는 약물치료가 있다.

약물치료에 대해서는 항목별로 자세히 설명할 것이다.

이와 같은 보존적 치료를 일정 기간 시행해도 효과가 없거나 증상이 진행될 때는 수술 등 보존적 치료 외의 치료를 검토한다.

병원에서 받는 보존적 치료

온열치료

핫팩이나 전기치료기를 환부에 대면 근육을 따뜻하게 하고 혈액순환이 개선된다.

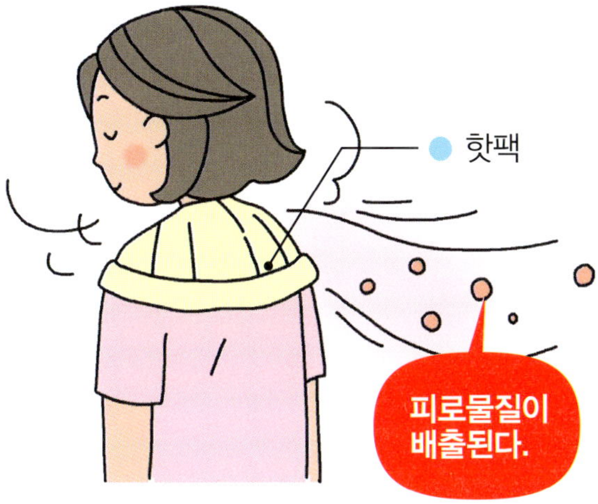

여러 보존적 치료를 조합하여 시행

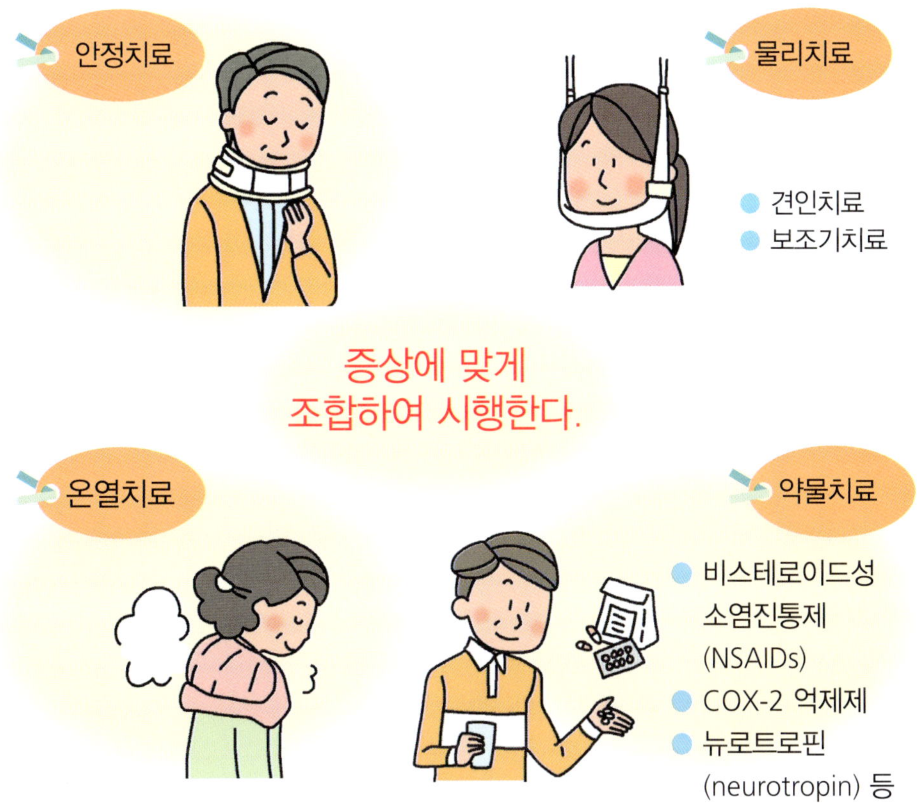

병원에서 처방받는 주요 약물

목·어깨·등의 통증에 처방되는 대부분의 약은 통증을 억제하는 효과가 있는 소염진통제, 근육 긴장을 풀어주고 가벼운 진통 효과가 있는 근육이완제 등이며, 1~2 주간 복용한다.

약물치료에는 주로 다음과 같은 약물이 사용된다.

● 비스테로이드성 소염진통제(NSAIDs)

가장 널리 쓰이는 소염진통제이며 염증을 억제하고, 통증을 완화시킨다.

시클로옥시게나아제(COX, cyclooxygenase)라는 효소의 작용을 저해하는데, 이로써 통증과 부종을 유발하는 프로스타글란딘(PG, prostaglandin)이라는 물질 생산을 억제하고, 통증을 완화시킨다. 내복약과 좌약, 첩부제, 연고 등 다양한 종류가 있으며, 부작용에는 위통, 식욕부진 등의 위장관장애와 신기능장애가 있다.

• COX-2 선택적 억제제

비스테로이드성 소염진통제의 일종이며, 보다 한정적으로 작용하므로 기존의 비스테로이드성 소염진통제와 비교하여 진통 효과는 동등하지만 부작용인 위장관장애는 적은 것이 특징이다.

비스테로이드성 소염진통제가 억제하는 COX에는 두 종류가 있는데 COX-1에는 위점막의 기능을 유지하는 작용이 있으며, COX-2에는 염증을 악화시키는 작용이 있다.

COX-2 선택적 억제제는 COX-2의 작용만을 억제하므로 위장관장애가 적다.

• 뉴로트로핀(neurotropin)

통증을 억제하는 신경(하행성 통증억제계 신경)의 작용을 활성화하여 욱신거리는 통증을 완화한다. 염증과 외상성 통증 외에 만성 통증과 신경성 통증에 효과적이다. 부작용은 거의 없지만 발진, 식욕부진, 오심 등이 있을 수 있다.

● 신경병증성 통증치료제(프레가발린, pregabalin)

신경이 눌리거나(압박), 신경병증으로 인한 통증에 쓰이며 신경의 흥분을 억제하여 통증을 완화시킨다. 비스테로이드성 소염진통제로는 효과가 없는 신경성 통증에 효과가 있다. 목·어깨·등 통증에 자주 이용되는 제품으로 '리리카'가 있다. 부작용에는 졸음, 어지러움 등이 있다.

● 오피오이드(opioid)

마약성 진통제로, 주로 암이나 수술 후 통증에 사용되며 그 일부가 만성 요통에도 이용된다. 진통 작용이 강하며, 비스테로이드성 소염진통제로는 조절되지 않는 극심한 통증에도 효과적이다. 내복약 외에도 첩부제가 있으며, 부작용에는 변비, 오심, 어지러움, 졸음 등이 있다.

● 아세트아미노펜(타이레놀)

뇌의 시상하부나 대뇌피질에 작용하며, 열을 내리고, 통증을 완화시킨다. 비교적 안전성이 높고, 시판되는 감기약 등에도 흔히 함유되어 있는 성분이다.

항염증 작용은 강하지 않지만, 경도에서 중등도의 통증에 효과적이다. 부작용에는 위장장애나 간기능장애 등이 있다.

● 근육이완제

근육이완제는 근육의 긴장을 낮춰 통증을 완화시킨다. 또한, 근육의 긴장이 낮아지면, 혈관이 확장되어 혈액순환이 개선되므로 근육에 정체된 노폐물질의 배출이 호전된다.

두통을 수반한 어깨 결림, 오십견 등에 사용되며 휘청거림, 어지러움, 무력감 등의 부작용이 있을 수 있다.

● 비타민제

근육과 신경에 작용하여 통증을 완화시킨다. 말초신경의 회복을 촉진할 목적으로 사용된다.

• 비타민 B_1, B_6, B_{12} 등

비타민 B_1에는 피로회복 효과가 있으며, 근육 피로로 인한 통증과 결림을 완화한다.

또한, 비타민 B_6, B_{12}에는 신경의 기능을 정상으로 유지하는 작용이 있다. 손상된 말초신경의 회복을 돕고, 통증과 저림을 완화한다.

• 비타민 E

말초혈관을 확장시켜 혈액순환을 좋게 하는 작용을 한다. 혈액순환이 나빠져 발생한 허리의 통증이나 결림을 완화시킨다.

파스는 어떤 경우에 붙일까?

일반적으로 어깨 결림으로 고생하는 사람들에게 익숙한 것이 파스이다. 시중에도 다양하게 판매되고 있으며, 정형외과 진료에서도 파스를 처방할 때가 있다.

파스에는 냉파스, 온파스, 경피진통소염 테이핑 등의 종류가 있다.

냉파스에는 환부를 차게 하는 작용이 있어 삐거나(염좌), 타박상 등의 급성 염증에 사용된다.

온파스에는 고추 엑기스 등의 환부를 따뜻하게 하는 성분이 배합되어 혈액순환장애에 의한 어깨 결림, 요통에 효과가 있다.

경피진통소염 테이핑은 통증이나 염증이 심한 부위에 붙여 사용한다. 급성 증상보다 만성 통증에 적당하지만 진통소염 성분이 배합되어 있으므로 장기간 사용에는 주의해야 한다.

파스를 붙이는 방법

기본적인 방법

크기가 크면 잘라서 사용해도 된다.

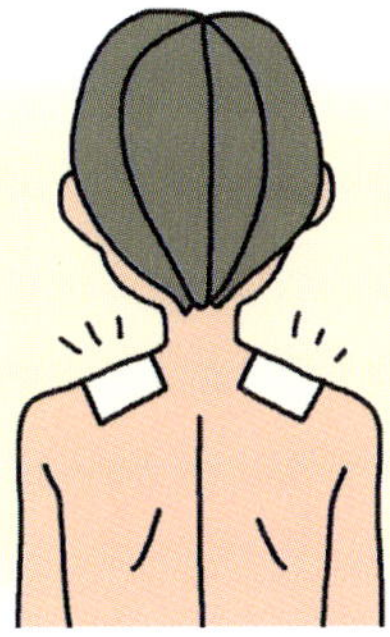

아픈 부위에 붙이면 된다.

응용 1 목덜미가 아픈 경우

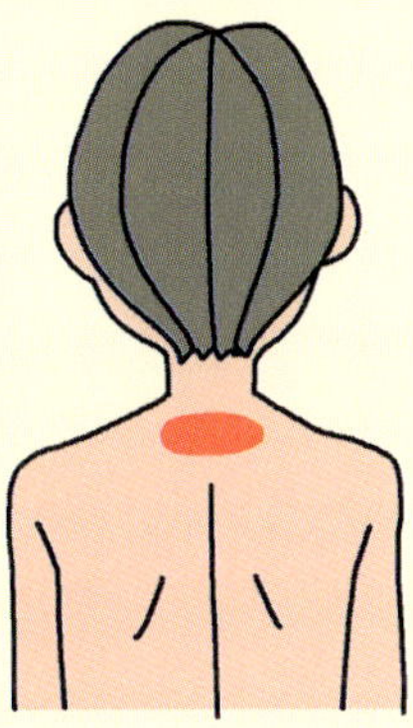

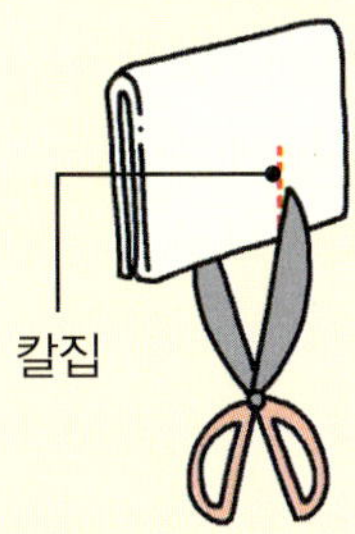

파스를 가로로 반을 접고, 가운데를 비껴 3~4cm 정도 칼집을 낸다.

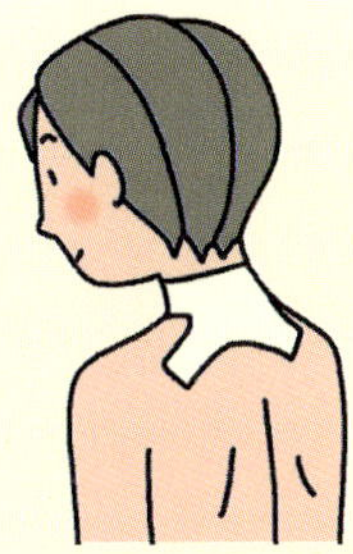

폭이 넓은 쪽을 위로 하고, 양 옆을 가볍게 늘리며, 목덜미를 감싸듯 붙인다.

응용 2 통증 부위가 넓은 경우

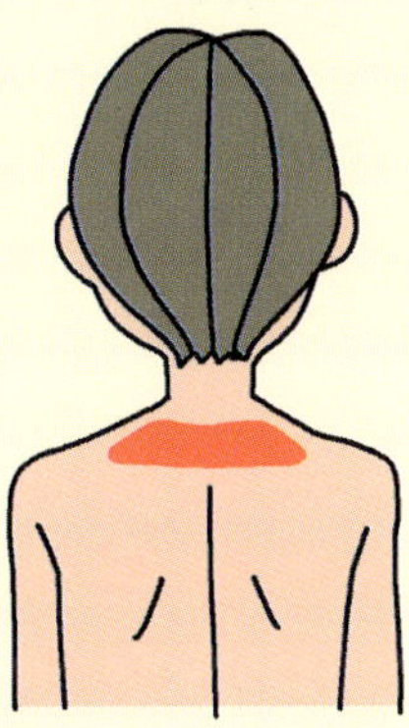

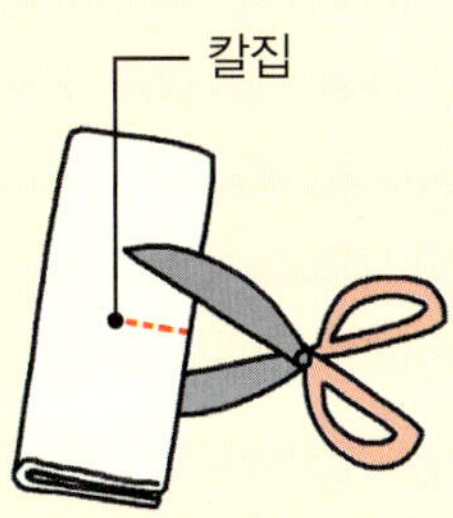

파스를 세로로 반을 접어 가운데에 3~4cm 칼집을 낸다.

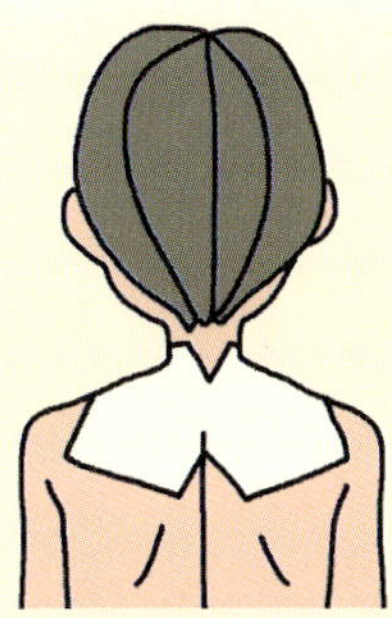

양 옆을 가볍에 늘리며, 어깨와 견갑골 부위를 덮듯이 붙인다.

주사로 통증을 억제하는 신경차단술

신경차단술은 아픈 부위에 국소마취제 등을 주사하여 일시적으로 통증을 없애는 치료법이다. 지금까지 소개한 보존적 치료에 효과가 없는 경우에 고려한다.

계속해서 결리거나(뭉침) 아프고, 혈액순환이 나빠져 악순환에 빠지는 경우에는 일시적으로라도 통증을 없애 악순환의 고리를 끊어야 한다.

신경차단술은 내복약 등으로 인한 진통보다 오래 효과를 지속할 수 있다.

목·어깨·등이 아픈 것에 대해 시행하는 신경차단술은 다음과 같다.

통증유발점(트리거 포인트) 주사 : 가장 흔히 쓰이는 방법이다. 눌렀을 때 통증이 발생하는 부위(압통점, 트리거 포인트)에 국소마취제를 주사한다.

경막외 차단술 : 목 등, 몸의 뒤쪽에서 등뼈 사이로 주사침을 넣어 척수를 감싸는 경막 바깥쪽 공간(경막외강)에 국소마취제를 주사한다.

신경근 차단술 : 통증의 원인인 신경근을 엑스레이로 확인해가며 국소마취제와 항염증약을 주사한다. 경막외 차단술이 효과가 없을 때 시행한다.

성상신경절 차단술 : 7번 경추의 앞쪽, 목구멍 근처에 존재하는 성상신경절에 국소마취제를 주사한다. 여기에는 교감신경이 모여 있어, 그 작용을 약화시킴으로써 근육 긴장을 풀고, 혈액순환을 개선시킨다.

이러한 치료법은 어디까지나 증상을 경감시키기 위한 대증치료이며, 통증을 근본적으로 치료하는 것은 아니다. 통증이 어느 정도 개선되면 운동치료 등을 본격적으로 시행하여 통증을 근본적으로 치료하는 것이 중요하다.

주사로 통증의 악순환을 끊자.

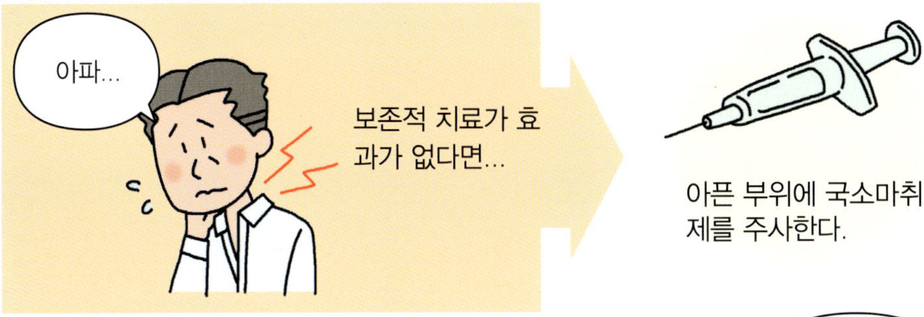
아파...
보존적 치료가 효
과가 없다면...
아픈 부위에 국소마취
제를 주사한다.

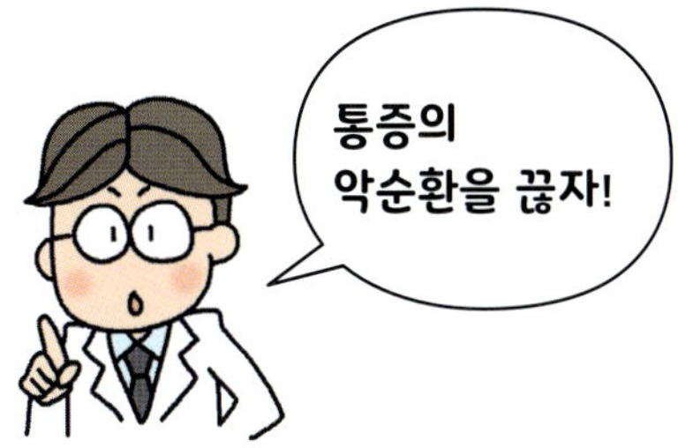
통증의
악순환을 끊자!

우선 '통증을 없애는 것'이 중요

경막외 차단술

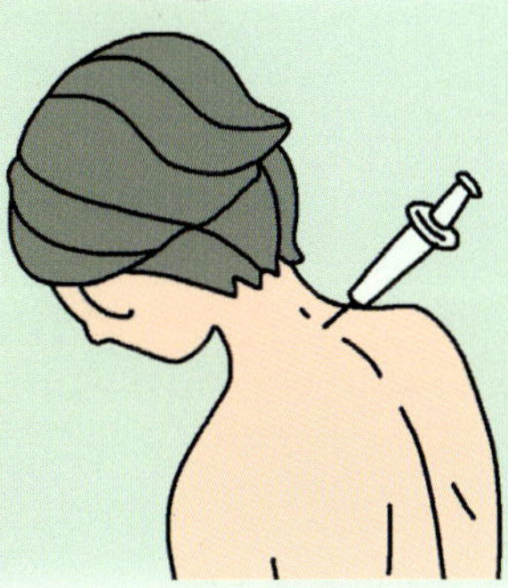

몸의 뒤쪽에서 등뼈 사이에 주사침을 찔러 척수를 감싸는 경막 바깥쪽 공간(경막외강)에 국소마취제를 주사한다.

성상신경절 차단술

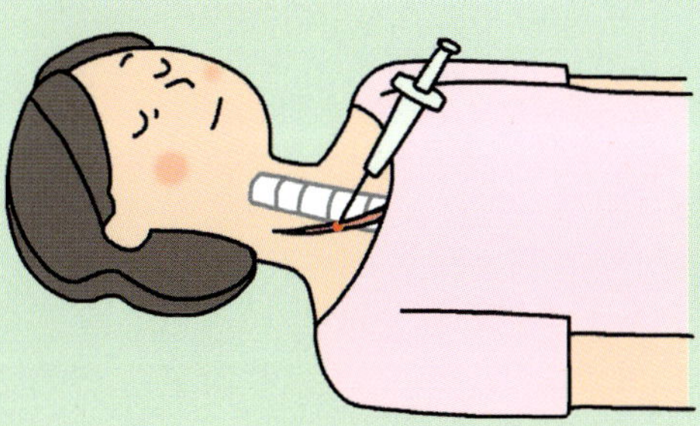

7번 경추 앞쪽, 목구멍 주위에 존재하는 성상신경절에 국소마취제를 주사한다.

외과수술로 원인을 제거

외과수술이 필요한 경우

목·어깨·등에 증상이 나타나는 질환의 대부분은 경추조직의 퇴행성 변화 등에 의해 신경이 압박되는 것이 원인이다.

그 중 말초신경이 아닌 중추신경이 눌려 증상이 발생하는 경우는 수술이 필요할 수 있다.

퇴행성 경추증이나 경추추간판탈출증 등에서 신경근이 압박되어 증상이 유발될 때는 보존적 치료로 대부분 개선된다. 신경근을 포함한 말초신경 부분은 압박되어도 시간이 지나면 회복되는 경우가 많기 때문이다.

그러나 중추신경인 척수는 한번 압박되면 회복되기 어렵고, 시간이 지날수록 악화된다.

따라서 척수가 압박되어 다음과 같은 증상을 보일 때는 가능한 한 조기에 수술을 시행해서 척수의 압박을 제거해야 한다.

● 손의 증상

- 단추를 잘 채울 수 없다.
- 젓가락질이 잘되지 않는다.

● 다리의 증상

- 다리를 들 수 없어, 잘 넘어진다.
- 계단을 내려가는 것이 힘들다.

● 배뇨/배변장애

- 자주 소변을 본다.
- 잔뇨감이 있다.
- 변비가 있다.

압박에 의한 장애가 장기간 지속될 경우, 척수는 수술을 해도 회복되지 않을 가능성이 있다.

외과수술이 필요한 경우

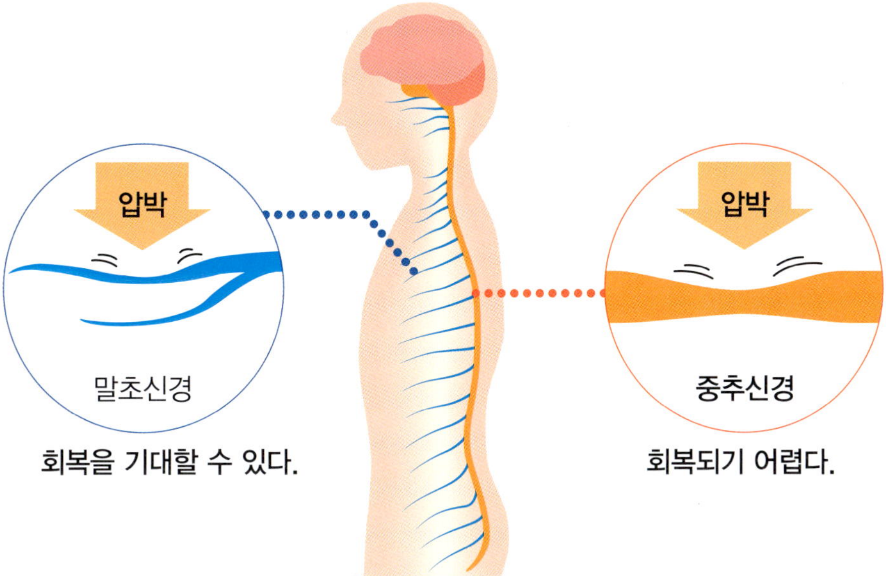

말초신경은 압박되어도 호전되는 경우가 많지만, 척수 등의 중추신경은 압박되면 호전되기 어렵고, 시간이 지날수록 더욱 회복이 어려워진다.

척수가 압박되어 나타나는 증상

손

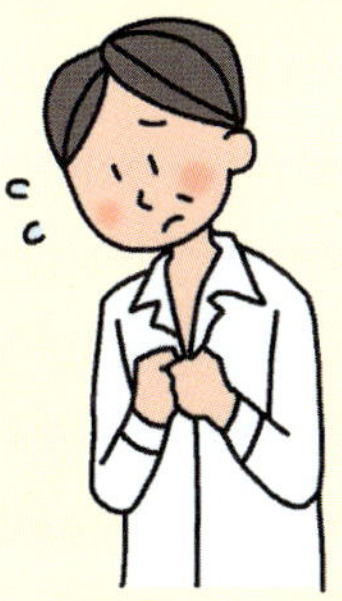

- 단추를 잘 채우지 못한다.
- 젓가락질을 잘 못 한다.

다리

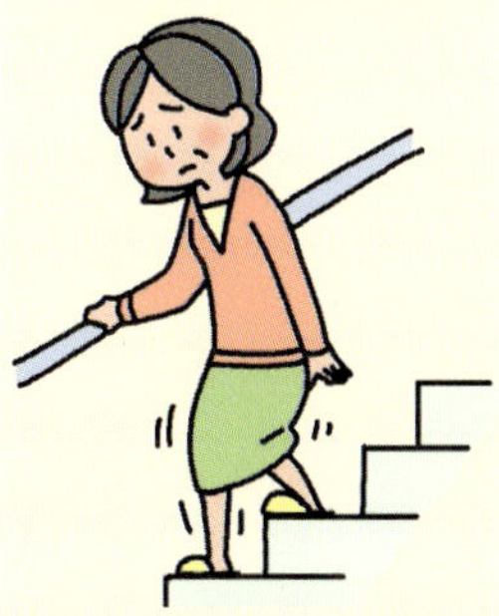

- 다리를 들 수 없어, 잘 넘어진다.
- 계단을 내려가기 힘들다.

배뇨/배변장애

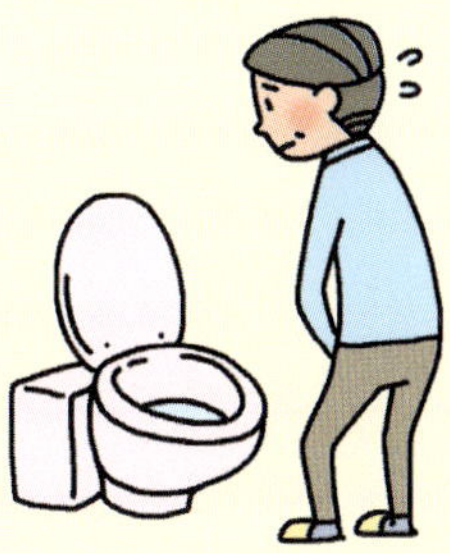

- 자주 소변을 본다.
- 잔뇨감이 있다.
- 변비가 있다.

척수의 압박이 광범위할 때는 추궁성형술

노화와 외상에 따른 척추의 변형이나 후종인대골화증 등으로 척수가 광범위하게 눌렸을 때는 척수가 통과하는 척주관을 넓혀 압박을 제거하는 '추궁성형술(laminoplasty)'이 이루어진다.

추궁성형술은 목의 뒤쪽을 병변의 범위에 따라 절개하고, 시행한다.

척수가 눌려 있는 부분의 척추뼈의 추궁(lamina), 혹은 추궁의 양쪽에 고랑 모양의 절개선을 넣는다. 절개 부위에 절단된 극돌기의 일부나 하이드록시아파타이트(hydroxyapatite)제제의 인공뼈 등을 이식하여 척추관을 넓히고 압박을 해소한다.

척주관을 넓히는 방법에는 '편측절개'와 '종적절개' 방식이 있으며, 어떤 방식을 시행할지 여부는 수술자와 의료기관에 따라 다르다.

수술은 현미경 모니터를 보며 시행하기도 한다. 수술 시간은 1~2시간 정도이며, 입원 기간은 대략 10~14일이다.

수술 후 하루 정도가 지나면 걷기가 가능하다. 필요에 따라 회복 시까지 경추 보조기(neck collar)를 착용하며, 환부를 안정시킨다.

이식한 뼈는 실로 추궁에 고정하기 때문에 위치가 벗어나지 않는다.

수술 후 드물게 '한쪽 어깨가 올라가지 않는' 합병증이 있다. 대부분은 일과성(일시적인 것)으로 몇 개월 내에 호전된다.

또한, 어깨 결림과 같은 증상이 나타날 수 있지만, 소염진통제 등을 투여하면 완화된다.

어깨 결림과 같은 증상은 수술 시 목 뒤쪽 근육이나 인대를 박리하여 발생한다. 따라서 절개하는 근육의 범위를 최소화하거나, 기존에는 절제했던 7번 경추의 극돌기를 남겨두는 등의 방법이 고안되었다.

추궁성형술(laminoplasty)

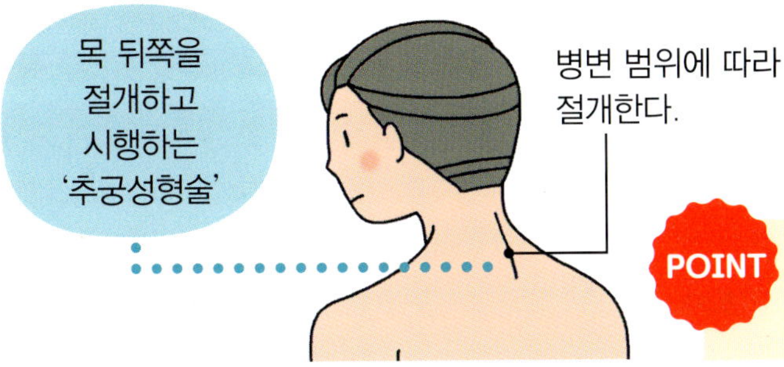

POINT 병변이 광범위하면 수술이 필요하다!

추궁성형술

■ 종적절개(정중절개) 방식

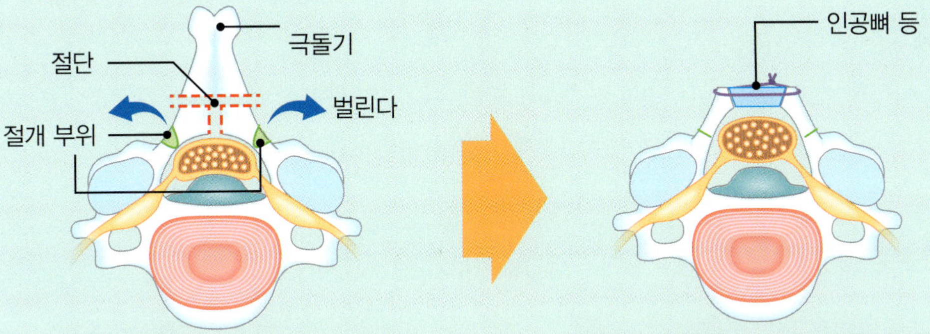

추궁의 양옆을 절개하고, 극돌기를 절제한다.

추궁의 양옆을 넓히고, 절단한 극돌기의 일부 혹은 인공뼈를 이식한다.

■ 편측절개 방식

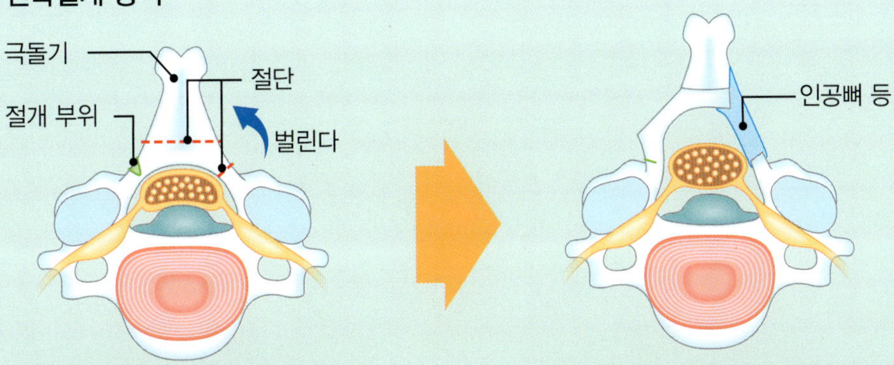

신경을 압박하는 추궁을 그림과 같이 절개하고, 편측(한쪽)으로 넓힌다.

비어진 부분에 인공뼈 등을 이식하여 척주관을 넓힌다.

전방감압고정술

척수의 압박이 1~2개 부위로 부분적인 경우에는 전방감압고정술을 시행한다.

전방감압고정술은 목의 앞쪽을 5cm 정도 절개하고, 수술을 시행한다. 척수를 압박하는 골극이나 추간판의 수핵 등의 병변과 그 주변의 추체 혹은 추간판을 제거하여 압박을 해소한다.

떼어 낸 부분에 공간이 생겨나므로 이 부분에 환자의 골반 등에서 채취한 뼈나 인공뼈를 이식한다. 경우에 따라서는 금속 플레이트로 보강할 수 있다.

수술은 한 부위 당 약 2시간이 소요되며, 입원 기간은 2~3주가 필요하다.

수술 후에는 목과 턱을 확실히 고정할 수 있는 경추 보조기를 약 4주간 착용하여, 이식한 뼈를 고정한다. 이 수술은 고도의 기술이 필요하며 의료기관에 따라서는 척수의 압박 범위가 좁아도, 추궁성형술을 시행하기도 한다.

목을 원활하게 움직이게 하는 추간판을 제거함으로써 움직임이 다소 악화될 수 있지만, 일상생활에 지장을 주지는 않는다.

드물게 이식한 뼈가 벗어나는 경우가 있다. 또한, 다른 추골에 부담이 가해져 처음 발생한 부위와 다른 추골에 재발하기도 한다. 이 경우에는 재수술이 필요하다.

골화적출술

골화적출술은 후종인대골화증(p. 48)으로 척수가 압박되지만, 그 범위가 좁은 증례에서 시행한다.

기본적인 수술방법은 전방감압고정술과 동일하다. 골화되어 두꺼워진 부분의 인대와 그 주변의 추체, 추간판을 제거하여 척수에 가해지는 압박을 해소하고, 절제된 공간에 뼈나 인공뼈를 이식하여 고정한다.

용어해설

인공뼈 : 뼈의 결손 부위나 수술 후 뼈 보충을 위해 이용되는 인공 소재. 세라믹 혹은 하이드록시아파타이트(hydroxyapatite) 등이 원료로 쓰인다.

전방감압고정술, 골화적출술

압박 부위가 두 곳일 경우는 전방감압고정술

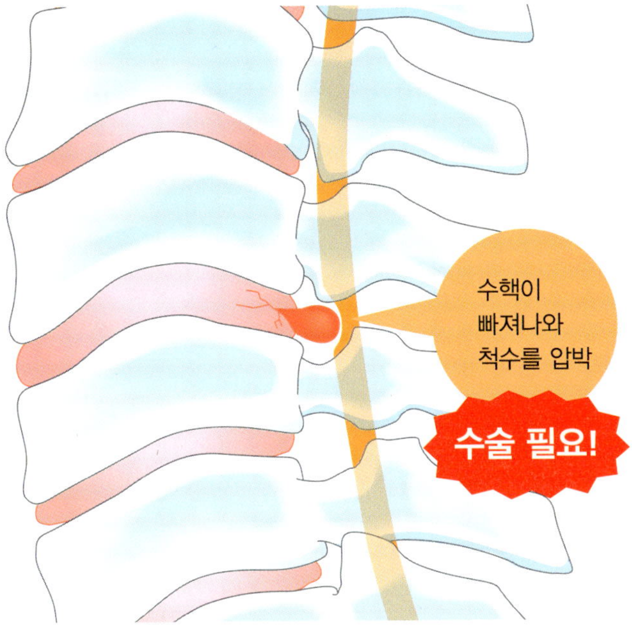

전방감압고정술

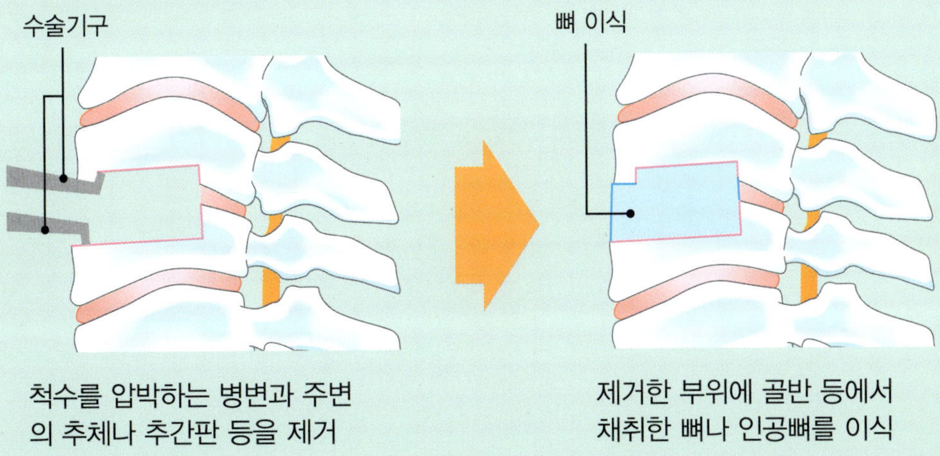

column

심인성 통증이란?

통증의 원인이 지금까지 설명한 목 · 어깨 · 등의 질환이거나 사고 등에 의한 외상인 경우에도, 불안과 우울, 스트레스, 그 사람의 성격과 같은 정신적 요소가 더해져 통증이 만성화될 수 있다.

또한, 뇌의 기능적 문제로 통증에 민감해지기도 한다. 따라서 우선 뇌파 검사, 두부 MRI(자기공명영상), 뇌혈류를 검사하는 SPECT(단일광자방출컴퓨터단층촬영) 등을 통해 뇌의 기능적인 문제가 없는지 확인한다.

그리고 그 사람의 성격이나 사고방식, 가치관 등의 경향을 파악하기 위한 심리검사를 시행한다.

그 결과, 정신적인 요인이 통증에 영향을 미친다면, 다음과 같이 대응하는 것이 중요하다.

심인성 통증이라도 약물치료가 효과적이다. 항불안제, 항우울제, 항간질약, 항정신병약 등 정신과에서 쓰이는 약을 투여하여 통증을 유발하는 정신적 요인을 개선시킨다.

그 밖에도 상담 및 심리치료의 하나인 인지행동치료를 시행하기도 한다.

인지행동치료를 통해 통증에 사로잡히지 않고 '아프더라도 할 수 있는 일이 많다'는 긍정적인 사고방식에 기초하여 행동하고, 할 수 있는 일들을 확인해가며 만성 통증에 대응하는 법을 익혀간다. 이렇게 함으로써 통증이 경감될 수 있다.

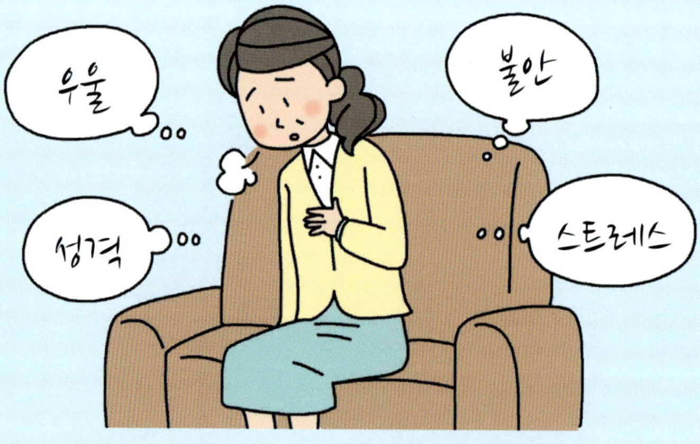

Chapter

4

목·어깨·등 통증을 해소하는 생활

어깨 결림이 만성화되지 않도록 개선하고, 예방하는 생활에 대해 설명한다. 식사와 운동, 자세 등에 주의하여 어깨 결림이 없는 일상을 만들자.

우선, 일상에 원인은 없는지 확인하자.

생활습관의 재점검

어깨 결림은 흔한 증상이므로 어깨가 뭉치면, 마사지를 받거나 파스를 붙이며 견디는 경우가 많다. 일시적인 결림이라면, 이러한 대처로 증상이 완화된다. 그러나 이것은 어디까지나 대증치료(역주, 원인 제거가 아닌 증상 완화를 위한 치료)이다. 어깨가 뭉치는 근본적인 원인을 해소하지 않으면, 재발하게 된다.

어깨 결림이 자주 반복된다면 일상 속에 어깨를 뭉치게 하는 습관이 있을지도 모른다.

일상 중에는 어깨가 뭉치기 쉬운 동작이나 자세가 많다. 이러한 동작을 무의식적으로 반복하면 만성적인 어깨 결림을 초래하게 된다.

앞서 설명한 것처럼, 어깨 결림의 3대 원인은 나쁜 자세, 운동 부족, 스트레스이다. 본인에게 이러한 원인이 없는지 점검하여 생활습관을 개선하자. 또한, 어깨 결림의 원인을 해소하는 동시에 식사나 수면 등의 생활습관을 점검하면 예방이 가능할 것이다.

어깨 결림은 냉증으로 인해 흔히 발생한다. 몸이 차가워지면 혈액순환이 나빠지거나 근육이 뻣뻣해지고 활동량이 저하되어 어깨가 잘 뭉치게 되는 것이다.

실제로 어깨 결림을 예방하는 생활습관은 어깨 결림 이외의 질환 위험도 낮춰주는 효과가 있다. 어깨 결림으로 이어지는 생활습관을 재점검하여 질환도 줄이고 더 건강해지도록 하자.

어깨 결림을 해소하는 열쇠는 일상 중에 있다.

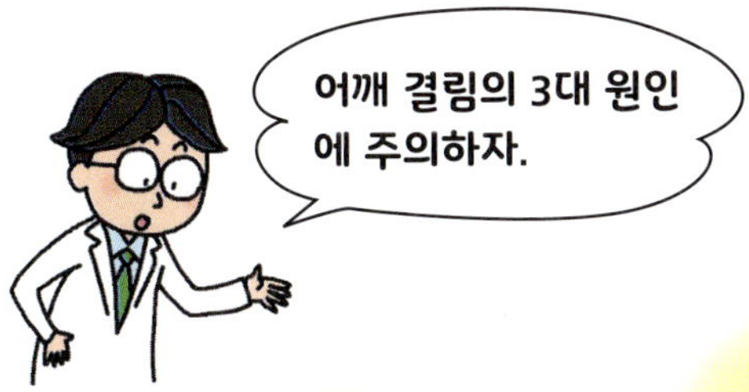
어깨 결림의 3대 원인
에 주의하자.

식사·수면 부족·냉증도
조심하자.

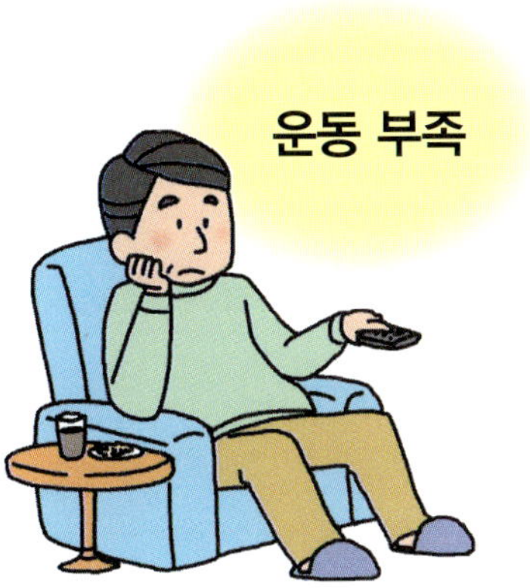
운동 부족

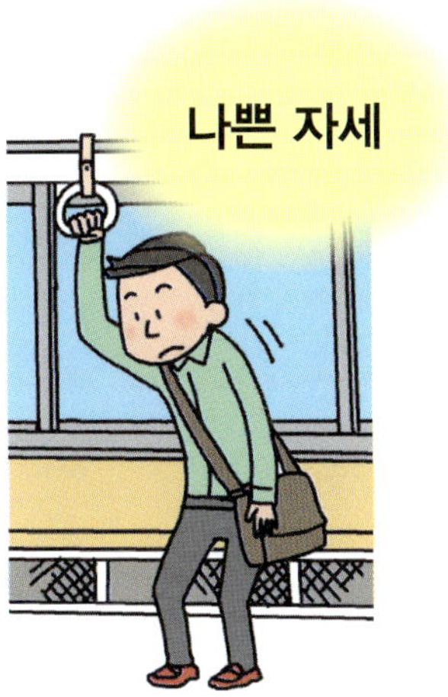
나쁜 자세

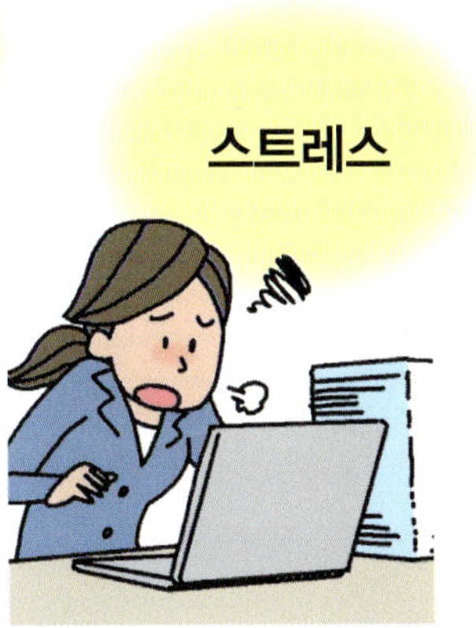
스트레스

이러한 원인을 개선하여 어깨 결림을 해소하자.

시간을 내어 조금씩이라도 몸을 움직인다.

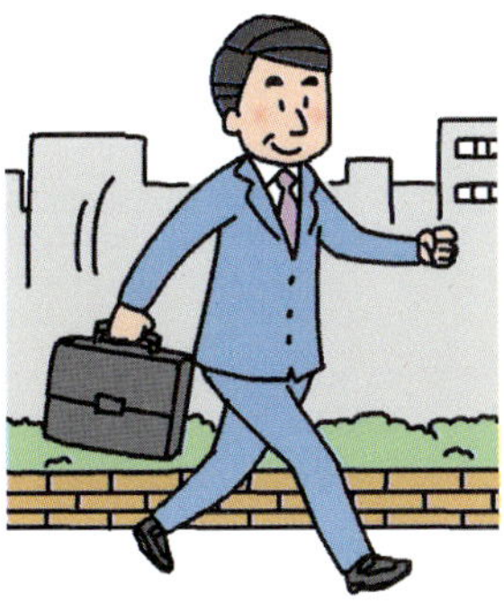

평소부터 바른 자세를 유지한다.

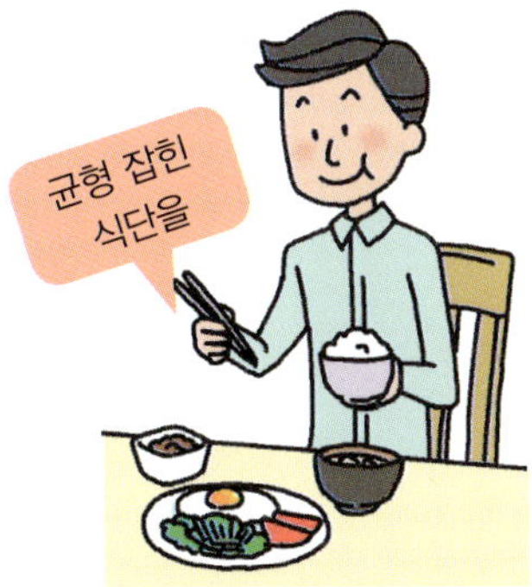
균형 잡힌
식단을

일과를 마치면 편안하게 휴식을 취하며 즐긴다.

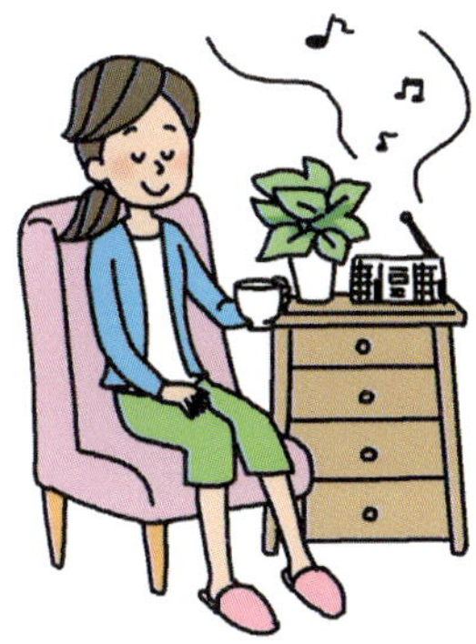

POINT 어깨 결림을 예방하기 위한 생활습관의 개선은 다른 질환의 위험도 낮춘다.

균형 잡힌 식사로 혈액순환을 개선하고, 피로에서 벗어나자.

혈액순환장애나 근육 피로를 개선하기 위해서는 영양도 중요하다.

예를 들어 혈액순환을 촉진하는 영양소는 비타민 E이다. 비타민 E는 아몬드, 헤이즐넛, 견과류, 장어구이, 방어, 명란젓 등에 풍부하다.

또한, 불포화지방산의 일종인 DHA(docosahexaenoic acid)나 EPA(eicosapentaenoic acid)도 동맥경화를 예방하고, 혈액순환을 촉진하는 작용이 있다. 이는 등 푸른 생선, 즉 정어리, 꽁치, 전갱이 등에 많이 포함되어 있다.

근육 피로를 유발하는 피로물질과 젖산을 체외로 배출시키는 효과가 있는 것이 구연산(citric acid)이다. 매실절임, 레몬 등에 다량 함유되어 있다.

그리고 근육은 단백질로 되어 있다. 단백질은 소고기, 돼지고기, 닭고기 등의 육류, 어류, 두부나 낫토 등의 대두제품에 다량 포함되어 있다.

또한, 칼슘이나 칼륨, 마그네슘 등의 미네랄은 근육의 움직임이나 체내 기능의 작용을 보조하는 역할을 한다. 특히 칼슘은 뼈를 만드는 데에도 필수적이다. 그러므로 우유나 작은 생선을 많이 먹어야 한다.

칼륨은 바나나, 키위, 감자, 무말랭이 등에, 마그네슘은 아몬드, 참깨, 현미 등에 많이 포함되어 있다.

이러한 것들은 몸속에서 상호작용하며 기능하므로 균형이 중요하다. 한 가지만 너무 섭취하거나 부족하지 않도록 식사를 점검해보자.

식사를 제한해야 하는 환자의 경우는 의사의 지시를 받아야 한다.

또한, 과식에도 주의하여 비만이 되지 않도록 하자.

용어해설

불포화지방산 : 지방의 구성요소인 지방산 중 식물이나 생선의 지방에 다량 함유된 것. 동맥경화나 혈전을 억제하고, 혈압을 낮추는 것 외에 LDL 콜레스테롤을 줄인다.

어깨 결림을 개선하는 식사

근육을 만드는 영양소

단백질

- 소고기, 돼지고기, 닭고기 등의 육류
- 어류
- 두부나 낫토 등의 대두제품

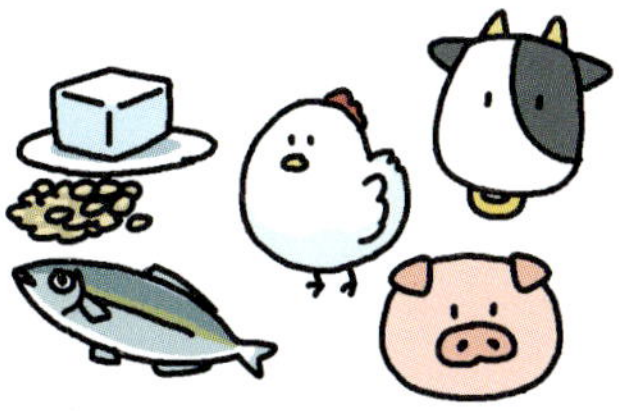

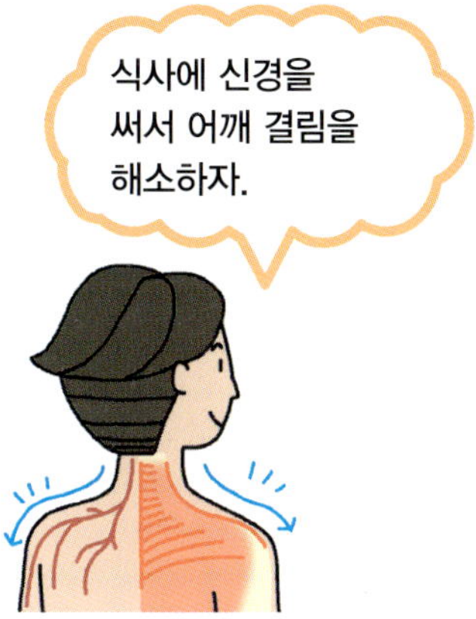

피로물질을 몸 밖으로 배출하는 영양소

비타민 E

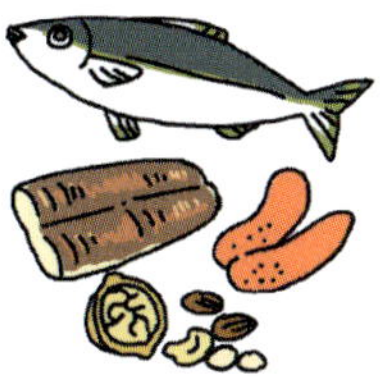

- 견과류
- 장어구이
- 방어
- 명란젓

DHA·EPA

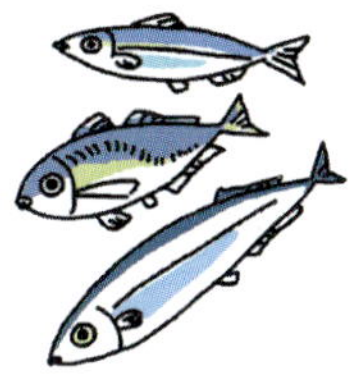

- 정어리
- 전갱이
- 꽁치

구연산(시트르산)

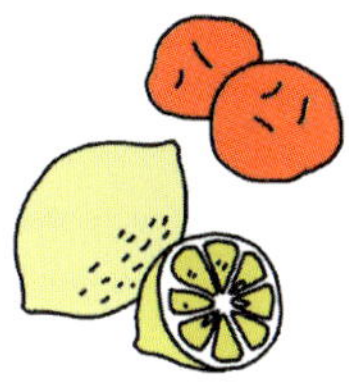

- 매실절임
- 레몬

근육의 움직임과 몸의 각 기능의 작용을 돕는 영양소

칼슘

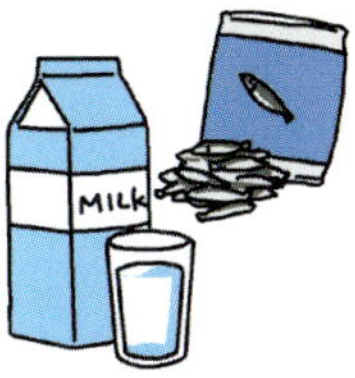

- 우유
- 작은 생선

칼륨

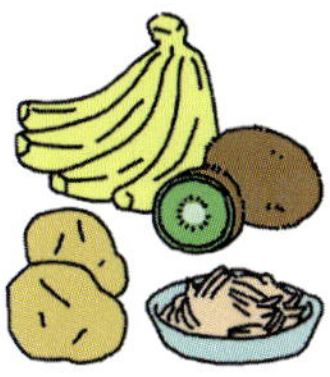

- 바나나
- 키위
- 감자
- 무말랭이

마그네슘

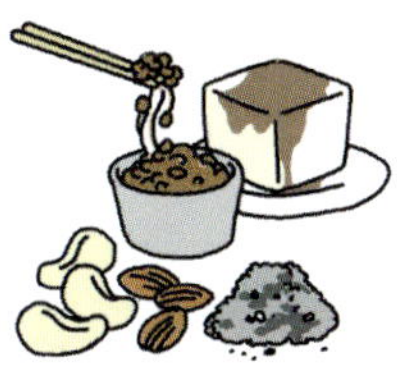

- 아몬드
- 참깨
- 현미

양질의 수면

어깨 결림을 해소하기 위해서는 양질의 수면도 중요하다.

수면의 질이 높아지면 몸과 뇌가 쉬게 되어 피로와 스트레스가 풀린다. 수면이 부족하지 않도록 밤에는 될 수 있으면 푹 자야 한다.

그렇지만, 잠들려고 해도 잠들지 못할 때가 있다. 잠들기 위해서는 편안한 상태가 필요하다. 예를 들면, 걱정거리가 있거나 불안하여 스트레스가 심할 때는 자율신경이 계속 긴장되어 편안한 상태가 되지 못한다.

쉽게 잠들지 못하는 사람 중에는 잠이 오지 않는 것이 스트레스가 되어 더욱 잠들지 못하는 악순환에 빠지는 경우도 있다.

적절한 수면 시간이 꼭 정해진 것은 아니며, 개인에 따라 차이가 있다. 낮에 활발하게 활동하는데 지장이 없는 정도면 충분하다.

잠들기 힘들다면 다음과 같이 해보자.

● 낮 동안 활동량을 늘린다.

아침에 일찍 일어나고, 낮에 활발하게 움직여서 몸이 어느 정도 피곤하면 쉽게 잠들 수 있다. 밤늦게 운동을 하면 오히려 잠이 깰 수 있다.

● 낮잠을 자려면 일찍 자든지, 짧게 자자.

낮잠 습관을 바꾸면 밤에 쉽게 잠들 수도 있다.

● 침실 환경을 점검하자.

밝기, 온도, 소음 등 취침 시의 환경이 수면에 영향을 주기도 한다. 쾌적하고 안정된 수면 환경을 생각해보자.

또한, 잠을 잘 때의 자세가 좋지 않으면 피로가 남거나 목·어깨·등 통증으로 연결될 수 있다. 이에 대해서는 다시 설명할 것이다.

양질의 수면 방법

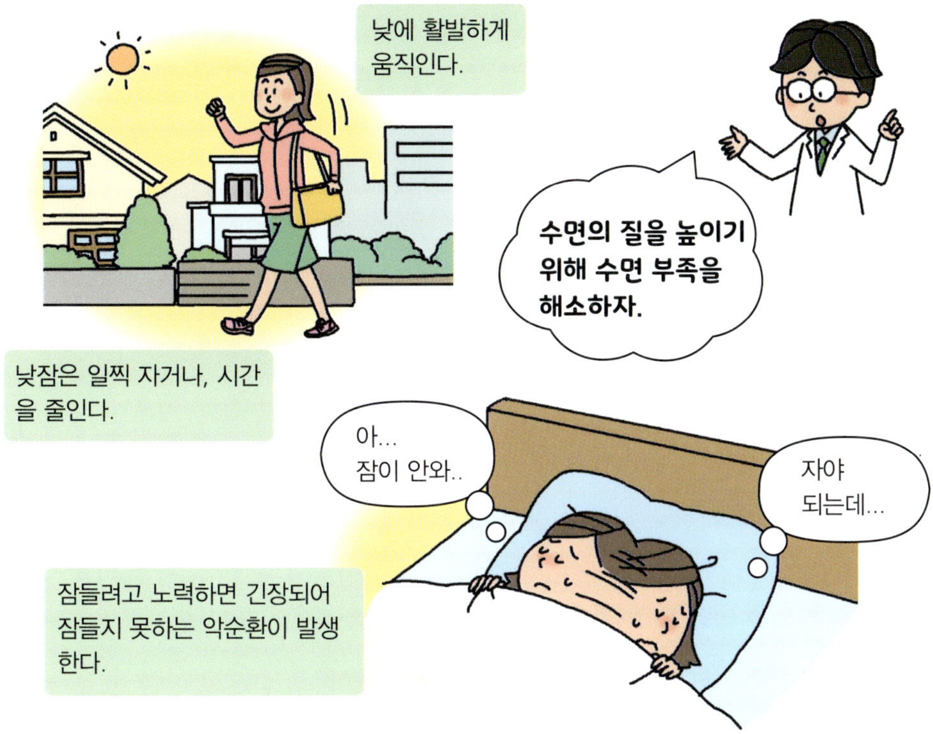
낮에 활발하게
움직인다.
수면의 질을 높이기
위해 수면 부족을
해소하자.
낮잠은 일찍 자거나, 시간
을 줄인다.
아...
잠이 안와..
자야
되는데...
잠들려고 노력하면 긴장되어
잠들지 못하는 악순환이 발생
한다.

침실의 환경에 따라 수면의 질이 달라진다.

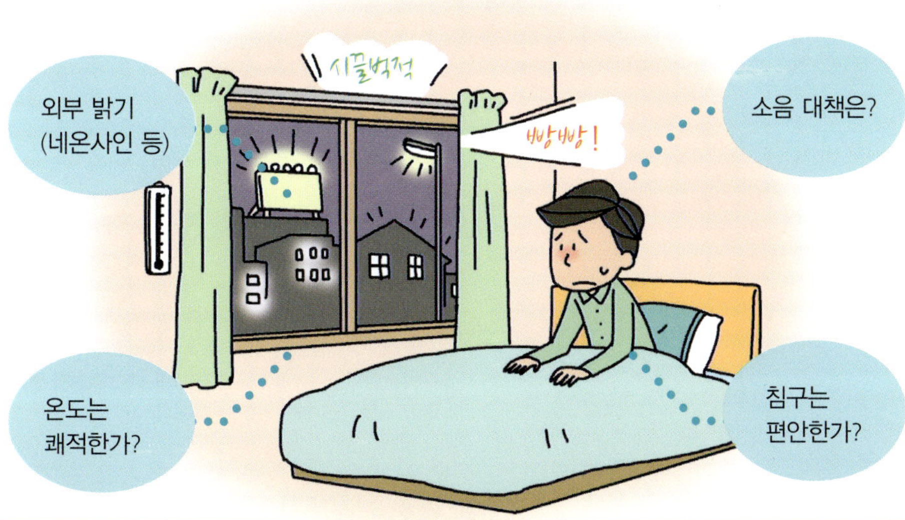
시끌벅적
외부 밝기
(네온사인 등)
빵빵!
소음 대책은?
온도는
쾌적한가?
침구는
편안한가?

POINT 잠을 잘 못자면 환경을 재점검해 보자.

목·어깨·등에 부담을 줄이는 수면 방법

가장 부담이 적은 것은 바로 누운 자세이다. 잘 때 체중이 균등하게 분산되고, 혈액순환이 원활해지기 때문이다.

반대로 어깨 결림으로 이어지기 쉬운 것은 엎드린 자세이다. 목을 좌우 한쪽으로는 돌려야만 하기 때문에 근육이 틀어지고 부담이 발생하게 된다.

또한, 척추는 잘 때도 자연스러운 S자 형태를 취하는 것이 바람직하다. 엎드린 자세에서는 배가 바닥에 밀착되어 요추가 젖혀지게 된다. 이 자세에서는 등과 목의 뒤쪽 근육이 압박되어 혈액순환이 나빠진다.

침구를 선택할 때도 주의해야 한다. 특히 중요한 것은 너무 푹신하지 않아야 한다는 것이다. 물렁한 침구를 좋아하는 사람이 많겠지만, 몸이 파묻힐 정도로 푹신한 침구는 몸을 뒤척이기 힘들고, 무거운 허리 부분이 가장 깊이 들어가게 되어 허리가 구부러져 척추의 S자 형태를 유지할 수 없게 된다. 허리가 구부러지면 경추는 늘어나서 긴장 상태가 계속 지속되는 것이다.

그리고 몸을 자연스럽게 뒤척일 수 있게 하는 것도 중요하다. 너무 무거운 이불이나 꽉 끼는 잠옷은 몸의 움직임을 방해한다. 뒤척이는 것은 잘 때 압력이 가해지는 부분에 혈액이나 체액이 체류되어 있는 것을 해소하기 위함이다.

가능한 한 바로 누운 자세로 잠들며, 침구는 척추의 S자 형태를 받쳐 주고, 뒤척임을 방해하지 않는 것으로 고르도록 한다.

또한, 침구 중에는 베개가 매우 중요하다. 아침에 일어났을 때 목이 아픈 것은 베개의 높이가 맞지 않아서 일 수 있다.

베개는 기본적으로 머리뿐만 아니라 목까지 받쳐주는 것이 좋다.

목·어깨·등에 부담을 줄이는 수면 방법

바른 수면 자세

바로 눕기

바로 눕는 것이 부담이 적다.

너무 뻣뻣하거나 물렁하지 않은 이불을 고른다.

바로 누워 잠들 때 허리가 약 3cm 눌리는 정도로 푹신한 매트리스가 좋다.

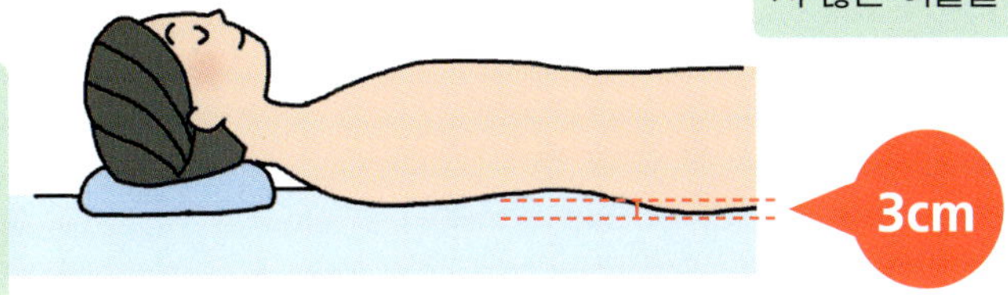

바로 누워 잘 수 없는 사람은...

모로 누운 자세

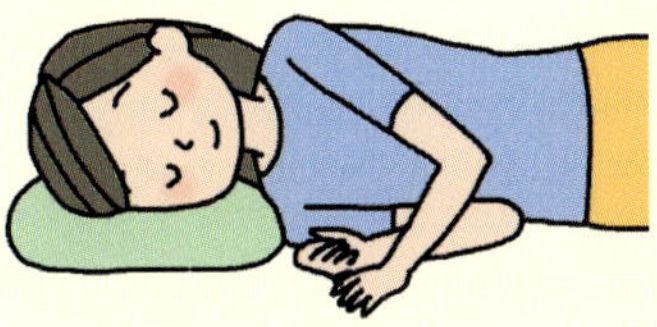

무릎을 살짝 굽히고, 바로 누울 때보다 약간 높은 베개를 사용한다.

엎드린 자세

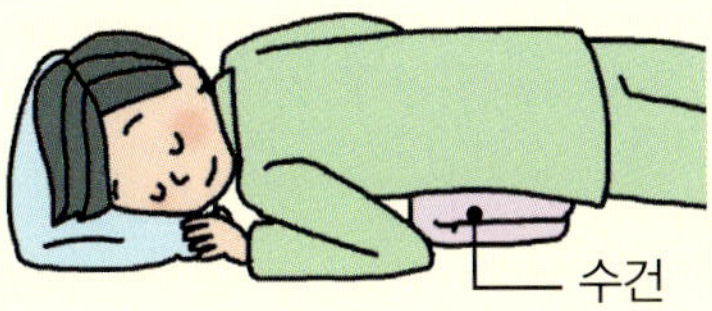

엎드려 잘 경우에는 배 밑에 수건 등을 받친다.

올바른 베개를 고르는 법

바로 누워 자면 목 밑에 틈이 생겨서 뒤통수와 어깨로 목을 받치게 되어 그 부분에 압력이 가해진다.

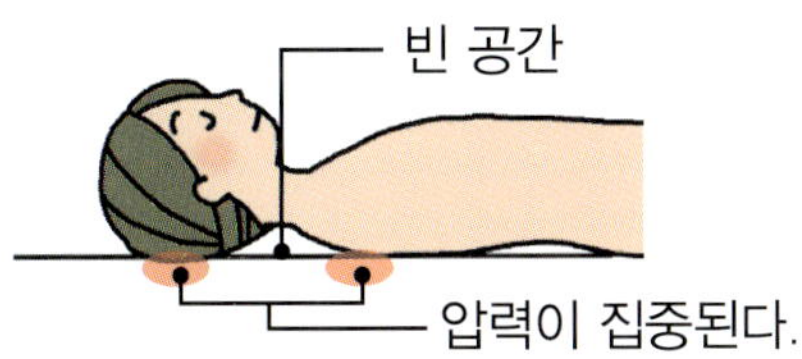

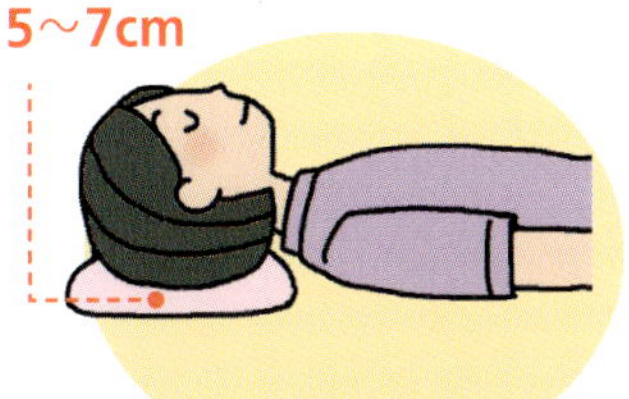

뒤통수, 목, 어깨까지의 곡선에 맞는 베개가 좋다.

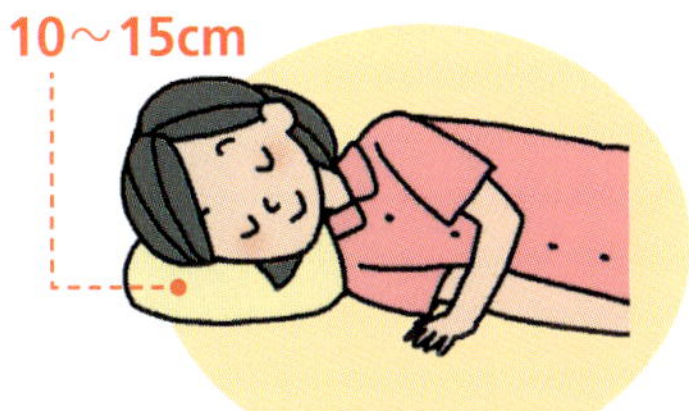

모로 누워 자는 사람은 약간 높은 10~15cm가 좋다.

자세를 점검하자.

바르게 선 자세

평소 아무렇지도 않게 서 있을 때는 자신의 자세를 그다지 의식하지 못한다.

여기에 결림이나 통증을 초래하지 않는 즉, 경추나 목, 어깨 근육에 부담이 적은 선 자세를 소개하니 자신의 자세와 비교해 보기 바란다. 하지만 언제 어디서나 이와 같이 바른 자세로 있을 수는 없기에, 무의식적으로 서 있을 때의 자세와 비교하여 최대한 부담이 적은 자세를 유지하도록 노력하자.

바르게 선 자세는 척주가 자연스러운 S자 형태를 유지한 상태이다.

턱을 당기고, 머리를 곧게 세워서, 목과 등 근육을 편다. 양쪽 어깨는 힘을 빼고 같은 높이로 맞춘다. 가슴을 펴고, 복근에 가볍게 힘을 주어 배가 앞으로 나오지 않도록 한다. 엉덩이에도 가볍게 힘을 주어 항문을 조이게 하면, 균형있게 힘이 들어가며, 바른 자세로 설 수 있다. 무리한 힘을 가하지 않고 즉시 움직일 수 있을 정도로만 힘을 줘야 쉽게 피로해지지 않는다.

측면에서 봤을 때 귓구멍, 어깨 견봉, 고관절의 중앙, 무릎관절의 중앙, 발꿈치를 잇는 선이 일직선이 되게 하는 것이 기준이다. 가족이나 가까운 사람에게 확인 받으면 좋을 것이다.

나쁜 자세가 이미 습관이 되었다면, 바른 자세가 오히려 쉽게 피로해 진다고 느낄 수 있다. 서서히 바른 자세로 교정하여 습관이 되게 하자.

한쪽으로 치우치던 부담이 균등하게 분산되어 어깨가 뭉치거나 피로해지지 않을 것이다.

바르게 선 자세

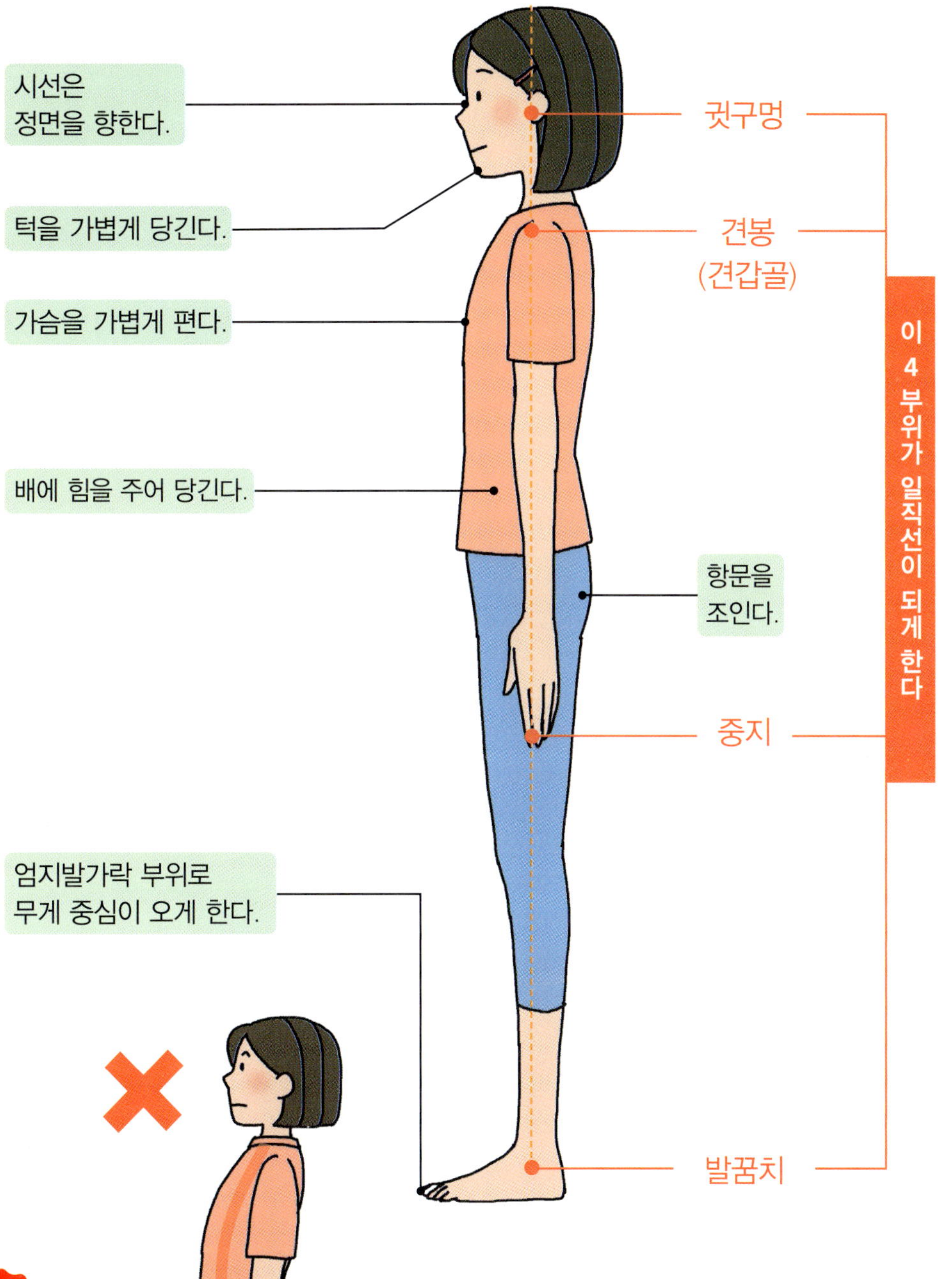

POINT 허리가 너무 뒤로 젖혀지지 않게 한다.

바르게 앉은 자세

우리는 하루에 몇 시간이나 앉아 있을까? 출퇴근하는 차안이나 사무실 또는 책이나 TV를 볼 때 등 현대인들은 앉아 있는 시간이 많다. 앉아 있는 자세만 바르게 해도 어깨 결림이 적어진다.

나쁜 자세로 앉는 대표적인 습관이 다리를 꼬는 것이다. 다리를 꼬고 앉으면 체중이 한쪽으로 쏠려 쉽게 피로해진다. 턱을 괴거나 옆으로 앉는 것도 마찬가지이다.

또한, 의자에 앉을 때 너무 얕게 앉으면, 목을 세우기 위해 더 힘을 주게 된다. 등을 곧게 펴기 위해 엉덩이를 깊숙이 넣고 앉아보자. 앉는 면이 너무 물렁하면 엉덩이가 푹 꺼지면서 등이 둥글게 말린다. 등받이와 허리 사이에 쿠션을 끼워 등이 앞으로 구부러지지 않게 하자.

앉는 면의 높이를 조절하여 발바닥 전체가 바닥에 닿도록 한다. 이 때 무릎과 고관절이 비슷한 높이가 되는 정도가 기준이다. 앉는 면의 높이를 조절할 수 없다면, 발 받침대를 두거나 다소 딱딱한 방석을 두는 것도 방법이다.

또 등이 둥글게 말리지 않도록 모니터 화면 위치를 조금 높게 하거나 받침대를 사용하는 것도 좋은 방법이다.

바닥에 엉덩이를 대고 앉을 때는 등이 둥글어지기 쉽다. 방석을 접어 엉덩이 아래에 깔면 등을 펴기 쉬워진다. 옆으로 앉거나 턱을 괴는 등 한쪽으로 치우치게 앉는 버릇이 있고, 쉽게 고쳐지지 않는다면 자주 양쪽을 번갈아 가며 앉아보자.

바른 자세로 앉아 있어도 같은 자세로 오래 앉아 있으면 혈류가 저하되어 피로해진다. 어깨 결림을 예방하기 위해서는 30분에 1회 정도로 일어나서 걷거나 스트레칭을 해보자.

바르게 앉은 자세

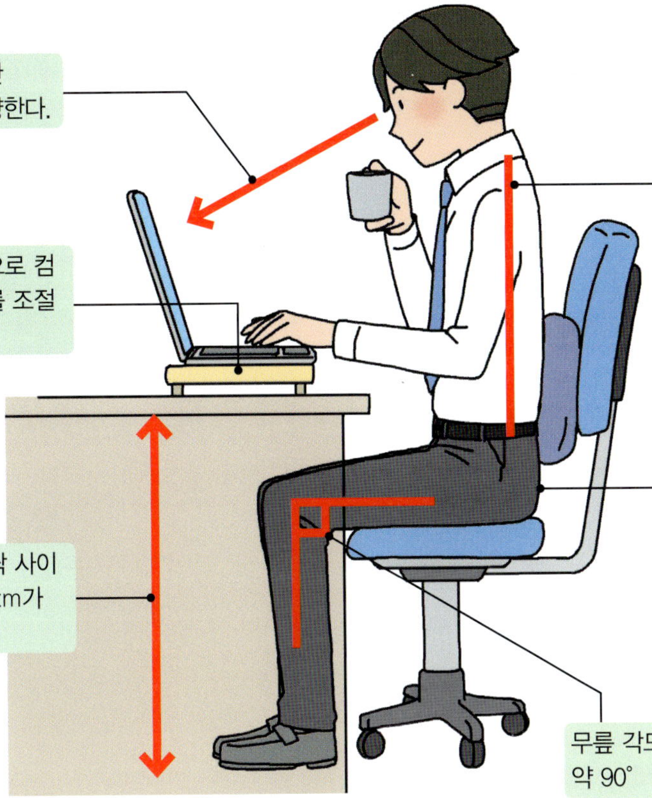

시선은 약간 아래쪽을 향한다.
등허리는 곧게 편다.
받침대 등으로 컴퓨터 높이를 조절한다.
책상과 바닥 사이는 65~70cm가 적당하다.
의자에 깊숙이 앉는다.
무릎 각도는 약 90°

의자의 높이가 맞지 않을 때 대처하는 방법

너무 높을 때	너무 낮을 때	너무 물렁할 때
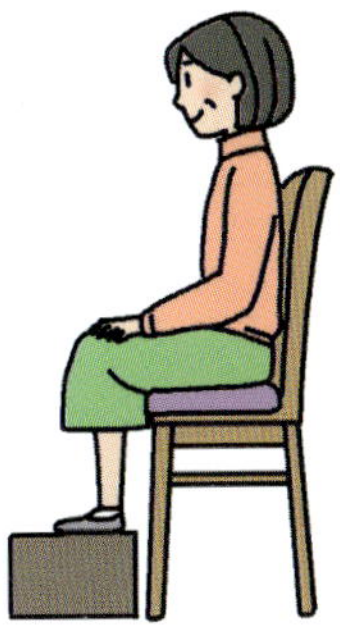	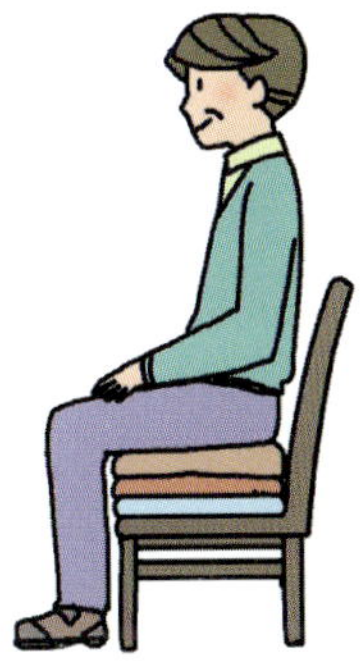	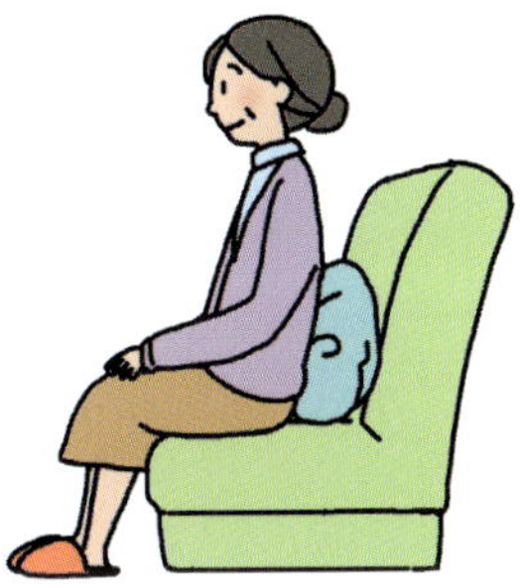
바닥에 발을 얹을 받침대를 둔다.	약간 딱딱한 방석을 깐다.	허리 뒤에 쿠션을 댄다.

운동 부족에서 벗어나자.

결림이나 통증이 없는 보행 방법

적당한 운동은 혈류를 촉진해 어깨 결림을 해소할 수 있으므로 적극적으로 몸을 움직이자. 스포츠 등 특별한 활동이 아니어도 산책이나 집안일 등을 활발하게 하는 것으로 충분하다.

걷기는 운동 부족에서 벗어날 수 있는 간편한 방법이다. 또한, 평소부터 걷는 자세에도 주의해야 한다.

걸을 때 자세는 턱을 당기고, 등과 가슴을 편다. 발끝으로 지면을 차며 발을 내딛고, 발꿈치로 확실히 착지한다.

발의 움직임에 맞춰 양팔을 가볍게 흔들어 좌우의 균형을 잡는다. 좌우 균형을 잡는 것이 중요하며 한쪽에 무거운 것을 들고 있으면 한쪽으로만 긴장이 지속되어 피로해진다. 몸에 잘 맞는 백팩에 넣거나 양쪽으로 나누거나, 번갈아 가며 들어 부담이 한쪽으로 쏠리지 않게 한다. 백팩을 이용해도 등에서 고정되지 않고 좌우로 흔들리면, 몸의 무게 중심을 유지하기 위해 체력이 소모되어 피로해지기 쉽다. 또한, 짐이 너무 무거워 몸이 뒤로 젖혀지거나 앞으로 기울어지는 경우도 부담이 커지게 된다.

신발도 중요하다. 발에 맞지 않거나, 걷기 힘든 신발도 자세를 망가뜨리는 원인이 된다. 오래 걸을 때는 발에 맞고 편한 신발을 고르자. 발바닥이 받는 충격을 흡수하는 적당한 쿠션이 있는 신발이 좋다.

하이힐은 무게 중심이 앞으로 쏠리기 때문에 목을 똑바로 유지하는데 힘이 든다. 하이힐을 신고 외출할 때는 편한 신발도 챙겨 두어 피로해지기 전에 갈아 신는 것이 좋다.

운동 부족에서 벗어나자.

일상 중 운동 부족 해소법

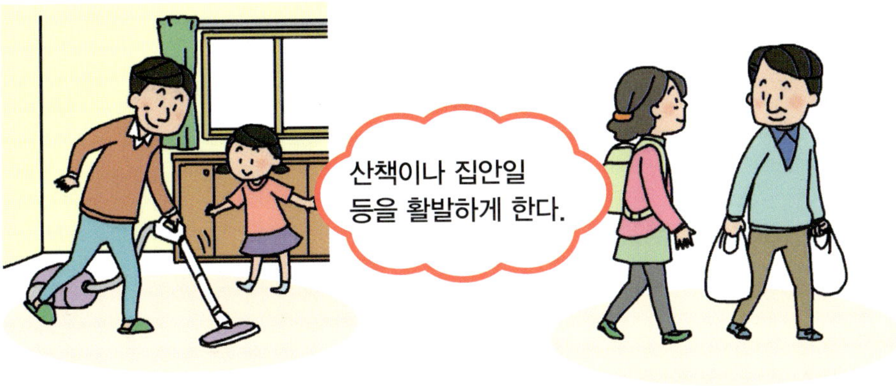
산책이나 집안일
등을 활발하게 한다.

바르게 걷는 방법

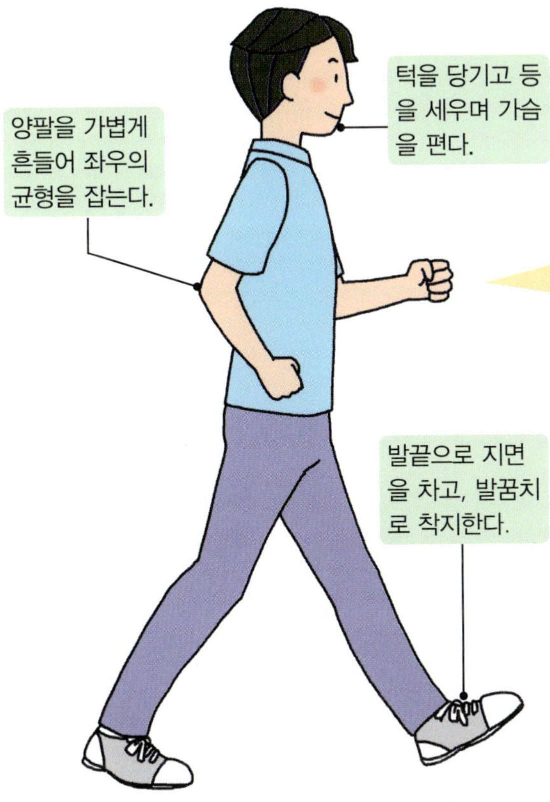
양팔을 가볍게
흔들어 좌우의
균형을 잡는다.
턱을 당기고 등
을 세우며 가슴
을 편다.
발끝으로 지면
을 차고, 발꿈치
로 착지한다.

짐을 들어야 할 때

어깨와 팔에 부담이 가지 않게 짐을 든다.

짐을 양손에 나눠 들거나, 양쪽 교대로 든다.

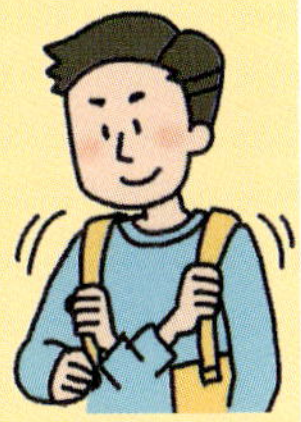

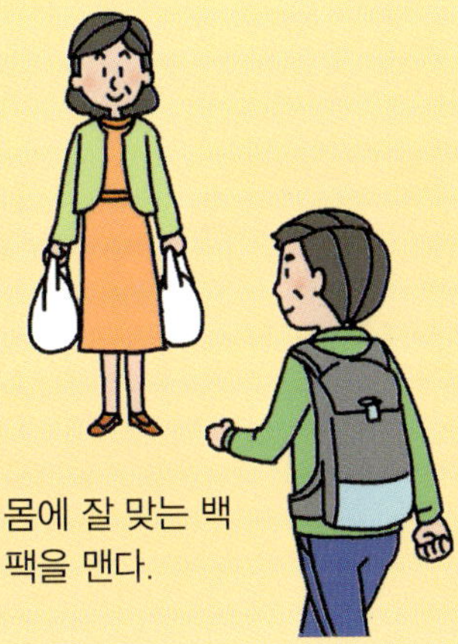

몸에 잘 맞는 백팩을 맨다.

스트레스를 점검하자.

스트레스도 결림과 통증의 원인이 된다.

어깨 결림의 3대 원인 중에 스트레스가 있다. 스트레스는 자율신경의 작용을 악화시켜 몸의 부조화를 초래하는데, 이것이 다시 스트레스가 되어 어깨 결림을 악화시킨다.

그러나 '스트레스를 없애자'라고 해서 스트레스가 없어지는 것은 아니다.

스트레스 없이 사는 것은 불가능하지만, 스트레스로 인해 받는 영향을 조절하는 것은 어느 정도 가능하다.

자율신경은 교감신경과 부교감신경이 상호작용하며, 체내의 다양한 기능을 담당한다.

스트레스가 쌓이는 것이 나쁜 이유는 스트레스를 느낄 때 작용하는 교감신경의 활성이 지속되어 안정되지 못하기 때문이다. 상호작용해야 할 부교감신경과의 균형이 깨지게 되어 자율신경이 제대로 기능하지 못하게 된다.

따라서 교감신경을 안정시키기 위해 기분 전환이나 즐거운 일을 해야 한다. 이를 이른바 '스트레스 해소'라고 한다. 그리고 언제 어디서나 간편하게 할 수 있는 스트레스 해소법으로 복식호흡을 통한 심호흡이 있다.

스트레스가 느껴지면 천천히 깊게 코로 숨을 들이 마셔 복부를 팽창시키고, 다시 복부를 수축시켜 숨을 내쉰다.

복식호흡을 통한 심호흡을 하면 자율신경이 모인 횡격막이 크게 움직이며 자극되어 이완될 수 있다. 스트레스가 느껴지면 꼭 시도해보자.

스트레스를 조절하자.

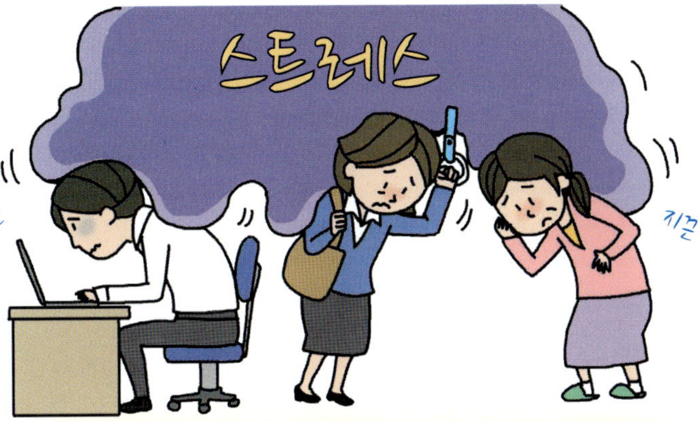

스트레스가 있으면
'교감신경'만 활성화되고...

자율신경이 제대로 기능하지 못한다.

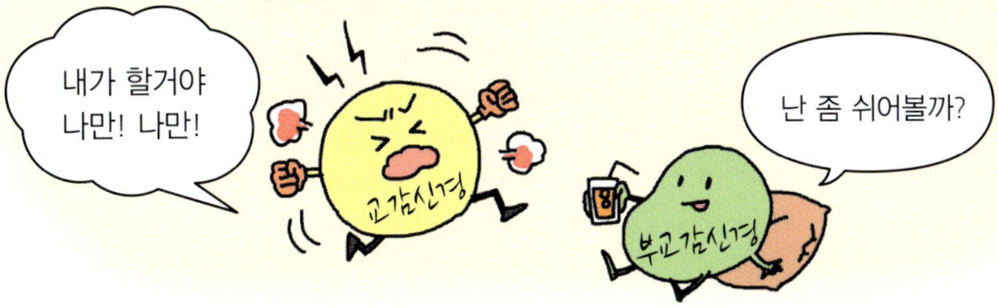

스트레스 해소를 위해 복식호흡을 해보자.

1 천천히 깊게 코로 숨을 들이 마신다.

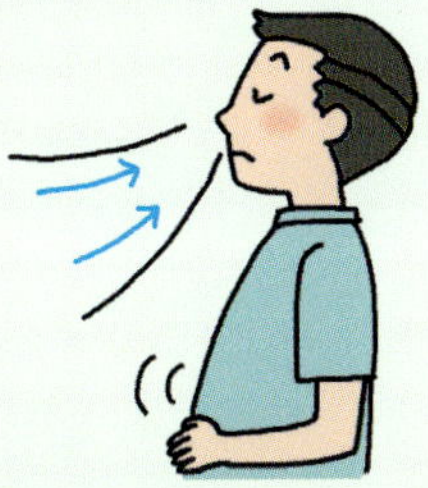

천천히 깊게 들이마시며 복부를 팽창시킨다.

2 천천히 입으로 숨을 내쉰다.

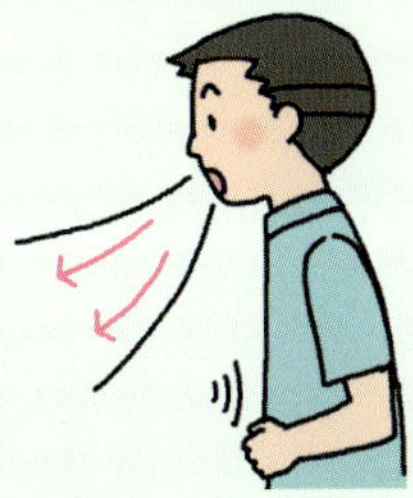

천천히 숨을 내쉬며 복부를 수축시킨다.

어깨 결림의 기타 원인

대수롭지 않은 증상도 간과하지 말자.

평소 대수롭지 않게 느낀 작은 증상이 어깨 결림을 초래할 수 있다.

예를 들어, 뒤꿈치가 까지거나 티눈, 무지외반 등 발의 증상을 그냥 방치하는 사람들이 많다. 그러나 이러한 상태는 무의식 중에 보행에 영향을 미칠 수 있다. 걷는 게 힘들어져 자세가 흐트러지면, 부담이 한쪽으로 편중되어 근육이 피로해지고 어깨가 뭉치는 등 다른 증상으로 이어질 수 있다. 본인도 그렇다고 생각된다면 이 기회에 치료를 받아보자.

또한, 눈의 증상도 어깨 결림의 원인이다. 근시가 진행되거나, 노안이 오거나, 초점 조절기능이 저하되는 등 시력이라는 것은 생각지도, 알지도 못하는 사이에 변해간다. 시력 저하를 보정하지 않고 물체를 보려고 하면, 눈이 피로(p. 114)해지고 어깨 결림을 유발한다. 안경이나 콘택트렌즈는 주기적으로 점검해보자.

안경 자체도 몇 년이 지나면 테가 느슨해지거나, 얼굴에 맞지 않게 될 수 있다. 마르거나, 살찌거나, 머리 스타일이 달라져 안경이 맞지 않는 경우도 있다.

안경이 불안정하면, 지지하기 위해 무의식적으로 얼굴에 힘이 들어가게 되어 어깨가 결리기 쉽다. 안경은 렌즈뿐만 아니라 테도 정기적으로 점검해보자.

그리고 빈혈이나 두통도 어깨 결림을 유발하기 쉽다. 익숙한 증상이라고 치료를 받지 않는 사람이 의외로 많은데 이러한 증상을 치료하여, 어깨 결림 등의 증상이 호전되기도 한다.

대수롭지 않은 증상도 어깨 결림을 초래한다.

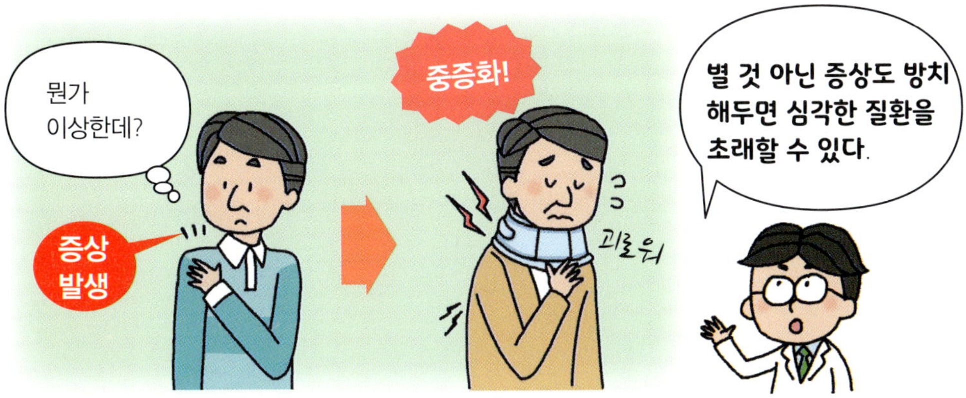
뭔가
이상한데?
증상
발생
중증화!
괴로워
별 것 아닌 증상도 방치
해두면 심각한 질환을
초래할 수 있다.

발의 증상

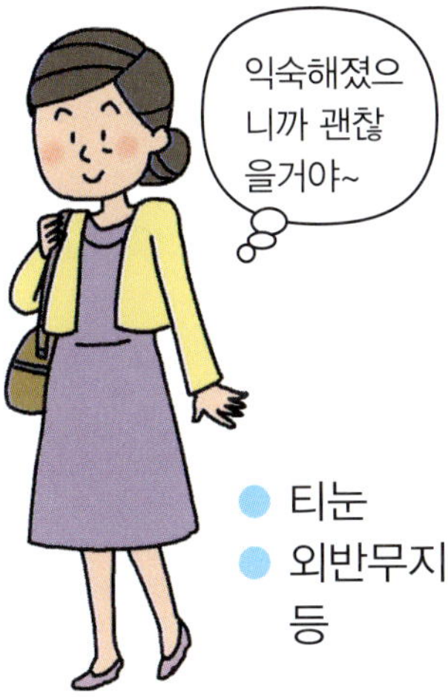
익숙해졌으
니까 괜찮
을거야~

- 티눈
- 외반무지
  등

방치해두면

자세가 나빠져 근육이 피로
해지고 어깨 결림으로!

눈의 증상

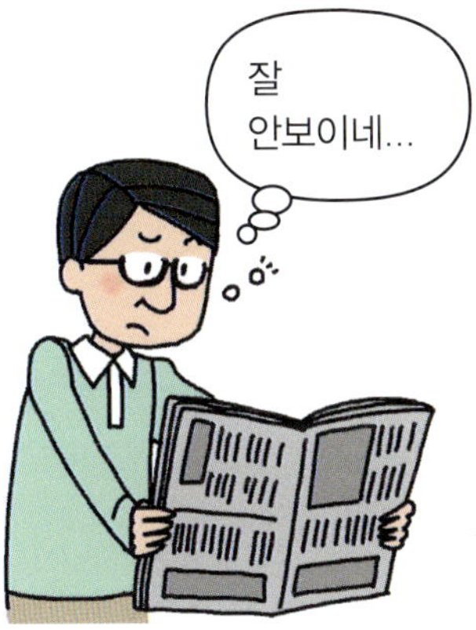
잘
안보이네…

- 근시 진행
- 노안

방치해두면

눈의 피로가 어깨 결림으로!

빈혈·두통

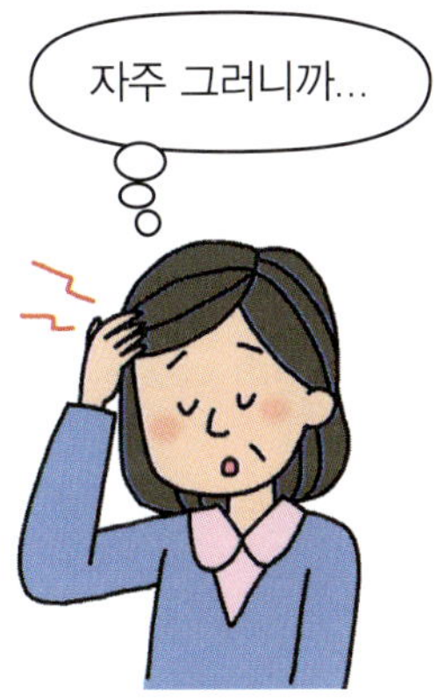
자주 그러니까…

- 빈혈
- 두통

방치해두면

방심하고 있다가
어깨 결림으로!

POINT 작은 증상도 방심하지 말고 제대로 치료 받자!

눈의 피로

어깨 결림과 밀접하게 관계된 것이 눈의 피로이다.

눈의 피로는 눈이 피로해져 어깨 결림과 두통, 권태감 등 전신의 다양한 증상을 유발하는 것이다. 근시, 원시, 사시 등 시력의 이상이나 질환이 원인일 때가 많고, 여기에 '눈을 혹사하는 환경'이 더해져 피로가 쌓인다.

예를 들어, 독서나 컴퓨터, 스마트폰 사용 등 눈의 움직임이 적고, 오래 집중하며, 깜빡임이 줄어드는 작업이 눈에 부담을 증가시키는 환경이다.

안구 통증, 시야 흐림, 안구 건조, 눈물 등의 증상이 발생할 수 있다. 눈뿐만 아니라 두통, 어깨 결림, 오심 등의 증상이 일어난다.

시력이나 안질환이 원인인 경우는 안과에서 치료를 받는다. 안경이나 콘택트렌즈의 도수 또한 정기적으로 검사하여 조절하자. 환경이 원인인 경우는 환경을 개선하지 않으면 안 된다.

눈에 부담이 큰 작업을 할 때는 장시간 지속하지 말고 적당히 눈을 쉬게 한다.

독서 등에 열중하면 눈의 피로를 잊기 쉬운데 이럴 땐 중간에 잠시 쉬는 시간을 두자.

더불어 눈을 깜빡이는 횟수가 줄지 않게 신경 쓰자.

멀리 보거나 안구를 상하좌우로 움직여서 안구를 움직이는 근육이 뭉치지 않게 풀어주자. 이때 목과 어깨를 같이 움직이거나 스트레칭을 실시하면 피로 해소에 효과적이다. 잠시 걷거나 일어서서 체조를 하는 등의 전신운동도 효과적이다.

그 밖에 주변이 어두워지지 않도록 조명을 켜두어 피로를 줄이는 환경을 만들자.

눈의 피로로 인한 어깨 결림

근시·원시·사시는 눈을 피로하게 한다.

게다가

눈을 혹사하는 환경에서는 증상이 악화된다!

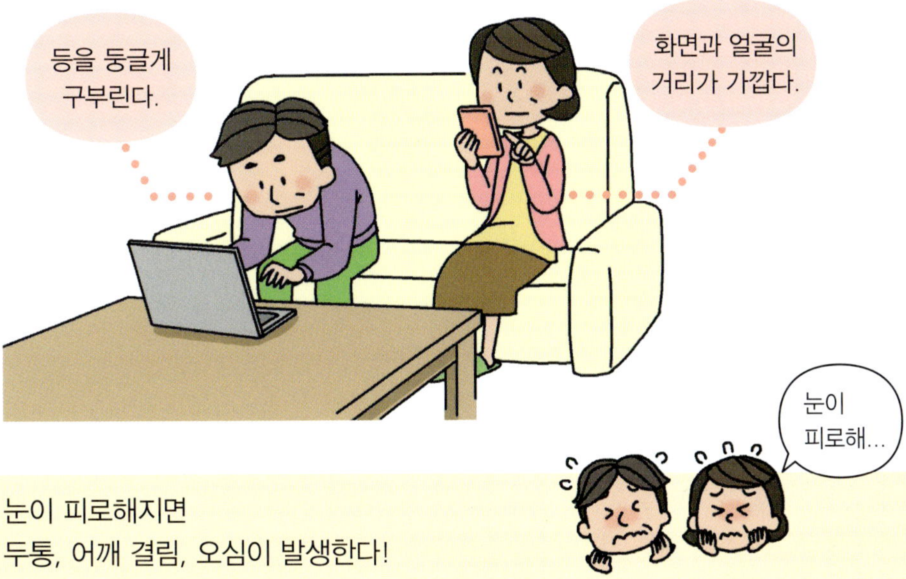
등을 둥글게
구부린다.
화면과 얼굴의
거리가 가깝다.
눈이
피로해...

POINT 눈이 피로해지면
두통, 어깨 결림, 오심이 발생한다!

눈의 피로를 줄이는 방법

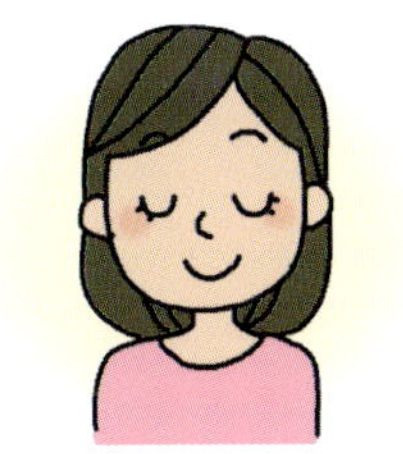

- 적당히 눈을 깜빡인다.

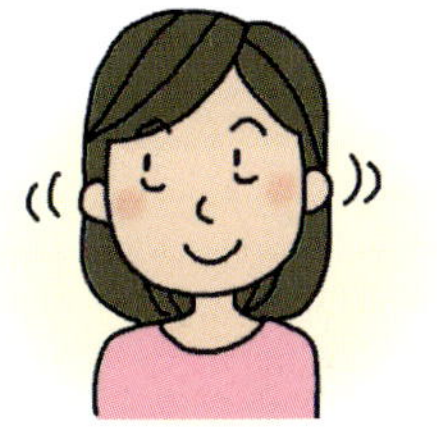

- 안구를 움직인다.

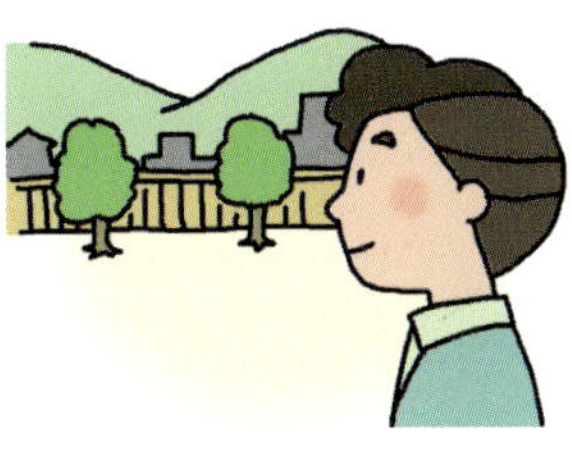

- 먼 곳을 본다.

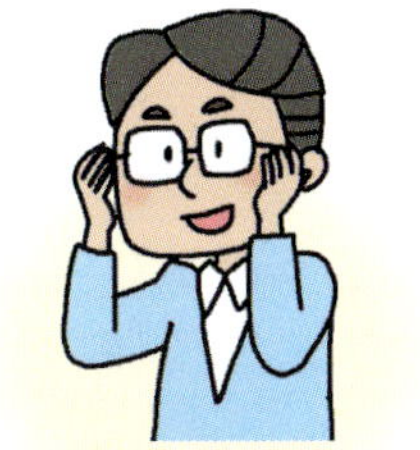

- 도수가 맞는 안경을 쓴다.

냉증을 막아 어깨 결림을 해소

여기에서 말하는 '냉증'은 체온이 저하된 상태를 말한다.

우리 몸은 추위를 느끼면 자율신경의 작용에 의해, 손발 끝 등 말초 부분의 혈류가 감소하여 중요한 장기 등 중심부를 보호한다.

또한, 열을 발산하는 것을 막기 위해 무의식적으로 힘을 주어 움츠러드는 자세를 취해 체표 면적을 줄인다. 이렇게 되면 아무래도 근육이 피로해지고 혈류도 나빠진다.

게다가 추워지면 움직이는 것이 귀찮아져, 일상 속에서의 활동량이 저하되기 쉽다. 몸을 움직여 생산되는 열의 양도 줄게 된다.

체내의 열은 대부분 근육에서 만들어진다. 근육량이 적은 사람은 열을 만들어내는 능력이 떨어진다.

이처럼 냉증은 쉽게 피로감이나 활동량의 저하를 초래하고 또 그것이 근육량도 저하시켜 냉증이 잘 발생하는 체질로 바뀐다.

체온이 내려가지 않도록 얇은 옷을 적절히 겹쳐 입어가며 체온을 조금씩 조절해보자. 움직이기 힘들 정도의 두꺼운 옷은 혈류를 나빠지게 하고, 냉증을 악화시켜 오히려 어깨를 뭉치게 할 수 있다.

여름철에도 냉증에 대비해야 한다. 에어컨이나 선풍기 바람은 몸의 열을 빼앗아가므로, 무릎 담요나 숄 등을 활용해보자. 가능하면 바람이 직접 닿지 않게 한다.

찬 음식만 먹는 것도 몸을 차게 한다. 특히 여름철에는 차게만 먹기 쉬우므로 따뜻한 국이나 수프를 곁들여 몸을 따뜻하게 하자.

그리고, 느긋하게 욕조 목욕을 하면 몸의 심부까지 체온을 올릴 수 있다. 목욕을 하면 이완 및 혈류 개선 효과가 있어, 어깨 결림을 해소할 수 있다.

냉증도 어깨 결림의 원인

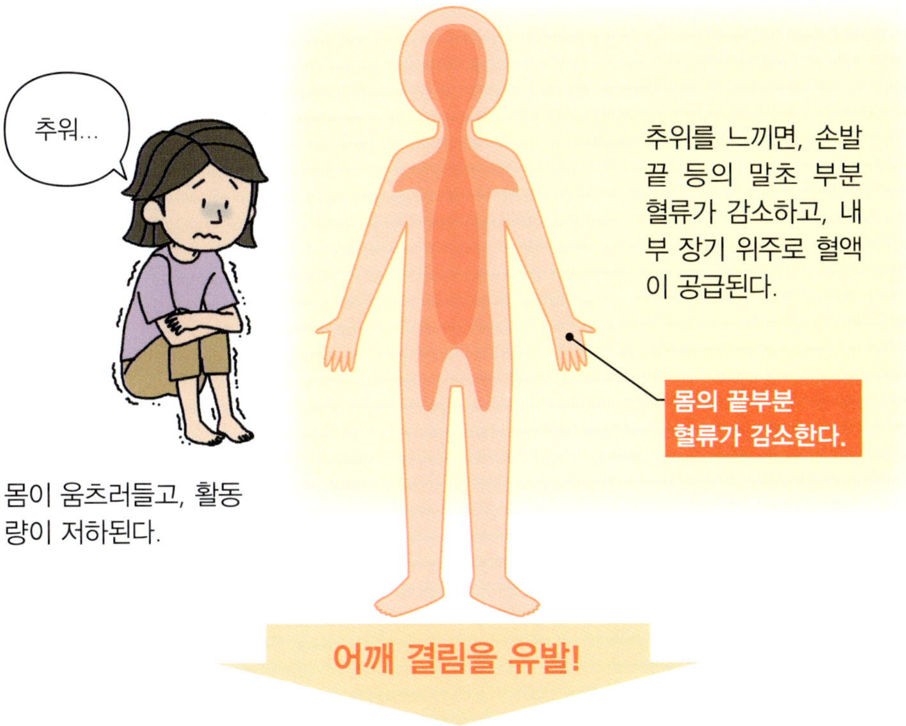

몸이 차가워지는 것을 막자.

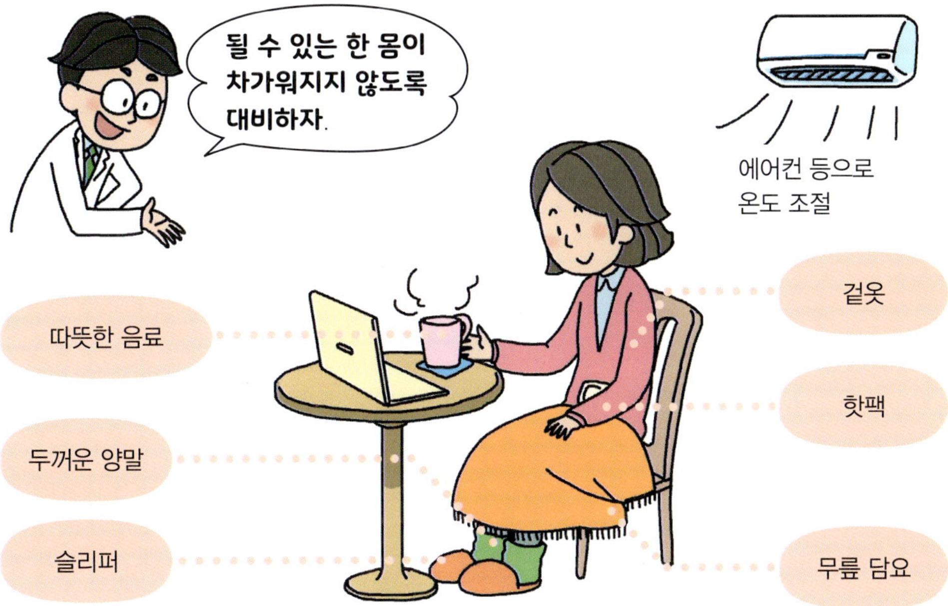
될 수 있는 한 몸이 차가워지지 않도록 대비하자.
에어컨 등으로 온도 조절
따뜻한 음료
겉옷
핫팩
두꺼운 양말
슬리퍼
무릎 담요

운전할 때, 탑승할 때

자동차를 운전할 때는 좀처럼 자세를 바꾸지 못하고, 안전을 위해 항상 긴장하게 되므로 목과 어깨가 피로해진다. 운전대를 잡기 위해 팔을 들고 있는 것도 목과 어깨에 부담을 준다.

운전할 때는 시트와 운전대의 위치를 조절해 되도록 피로가 덜 한 자세를 유지할 수 있게 하자. 예를 들어, 엉덩이를 깊숙이 넣고 앉았을 때, 발이 브레이크와 악셀 페달까지 무리없이 닿을 수 있게 운전석 시트를 조절한다. 무릎이 살짝 구부러질 정도로 하고, 등받이를 조절하거나 쿠션을 받친다.

그러나 아무리 좋은 자세라도 장시간 운전하면 부담이 커지게 된다. 간간이 운전을 쉬고, 차 밖으로 나와 체조나 스트레칭을 하며 몸을 풀어보자. 쉴 때는 눈을 감거나 안구를 움직여 눈의 긴장도 풀자.

운전을 하지 않아도 장시간 탑승 중이라면, 움직임이 제한되어 쉽게 피로해진다.

비행기나 장거리 열차, 버스 등을 탈 때는 목베개를 이용해 목의 부담을 줄이자.

좌석이 좁으면 주위가 신경 쓰여 몸이 움츠려 들게 되므로 적절히 스트레칭을 하거나 자리에서 일어나 몸을 움직여 혈류를 개선하고, 근육 피로를 풀어주자. 급성폐혈전색전증의 예방 효과도 있다.

운전하거나 탑승할 때

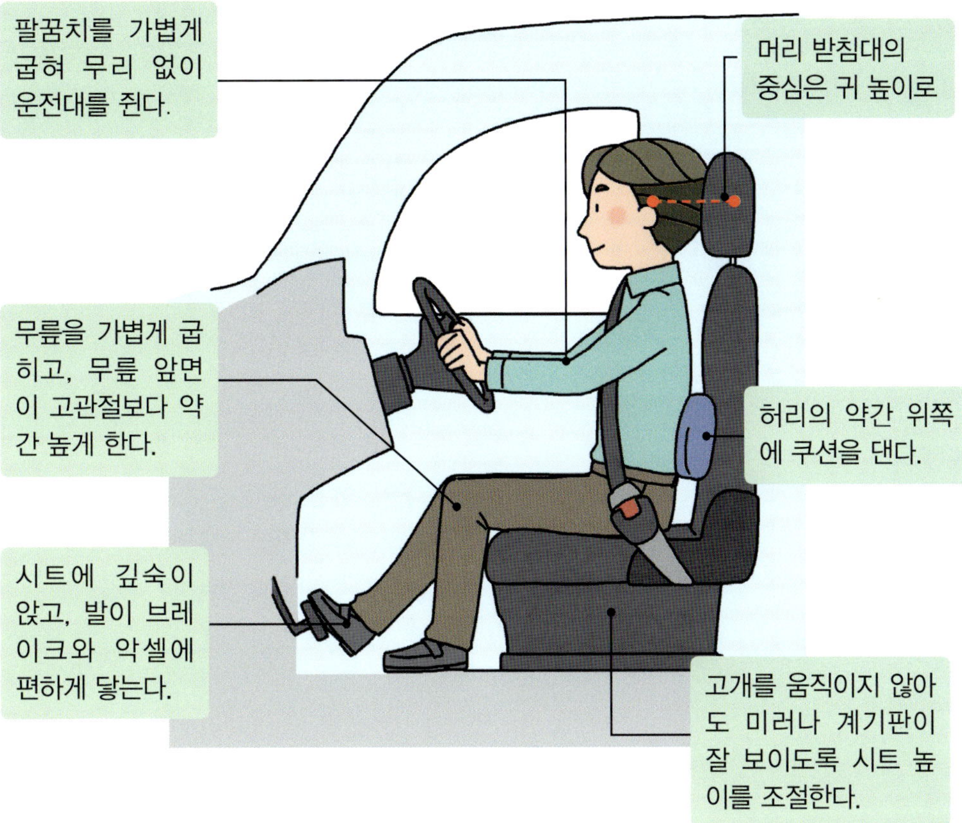
팔꿈치를 가볍게 굽혀 무리 없이 운전대를 쥔다.
머리 받침대의 중심은 귀 높이로
무릎을 가볍게 굽히고, 무릎 앞면이 고관절보다 약간 높게 한다.
허리의 약간 위쪽에 쿠션을 댄다.
시트에 깊숙이 앉고, 발이 브레이크와 악셀에 편하게 닿는다.
고개를 움직이지 않아도 미러나 계기판이 잘 보이도록 시트 높이를 조절한다.

간간이 운전을 쉰다.

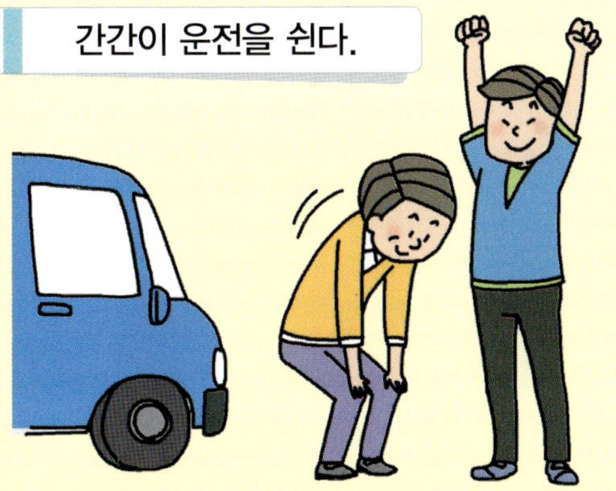

스트레칭을 해서 몸을 풀고, 눈 운동도 하자.

장거리 탑승에는 목베개를 사용한다.

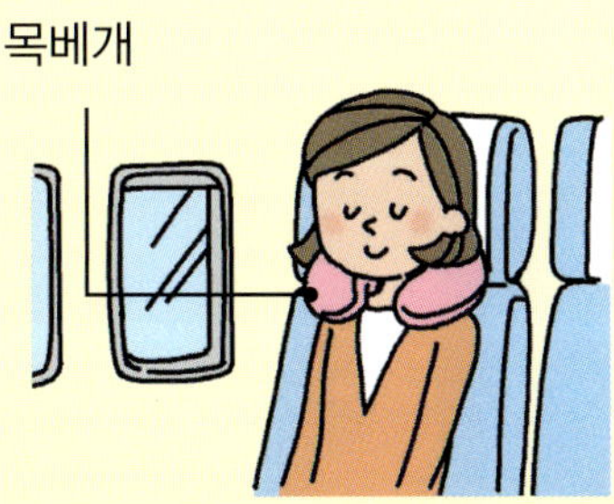
목베개

비행기나 장거리 열차, 버스 등을 탈 때는 목에 부담이 가지 않도록 하자.

column

어깨 결림으로 이어지는 생활습관을 확인해보자.

일상적인 생활에서의 동작과 습관, 환경 등으로 인해 목·어깨·등에 통증과 결림이 발생하게 된다. 생활습관을 다시 한 번 확인해 보자.

- ☐ 고양이 등
- ☐ 엎드려서 책이나 TV 보기
- ☐ 의자에 얕게 걸터 앉기
- ☐ 다리 꼬기
- ☐ 턱 괴기
- ☐ 장시간 컴퓨터나 스마트폰 하기
- ☐ 사무작업
- ☐ 외출이 적다.
- ☐ 앉아 있는 시간이 길다.
- ☐ 조리대나 싱크대의 높이가 맞지 않는다.
- ☐ 의자의 높이가 맞지 않는다.
- ☐ 베개가 불편하다.
- ☐ 이불이 무겁다.
- ☐ 어깨를 혹사시킨다.
- ☐ 격한 운동을 한다.
- ☐ 항상 같은 쪽으로 짐을 든다.
- ☐ 안경 도수가 맞지 않는다.
- ☐ 치아 교합이 맞지 않는다.

이 밖에도 목·어깨·등의 근육에 부담이 가는 습관이 있는지 확인하여 고칠 수 있다면 개선한다.

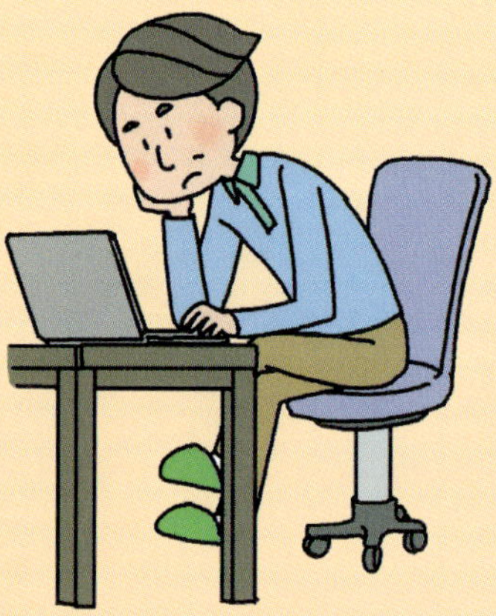

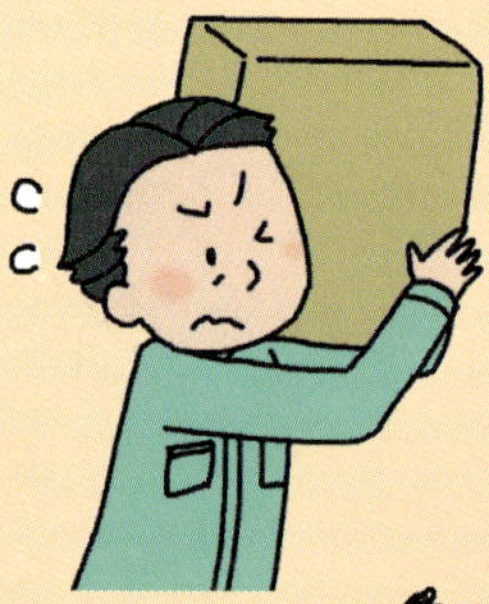

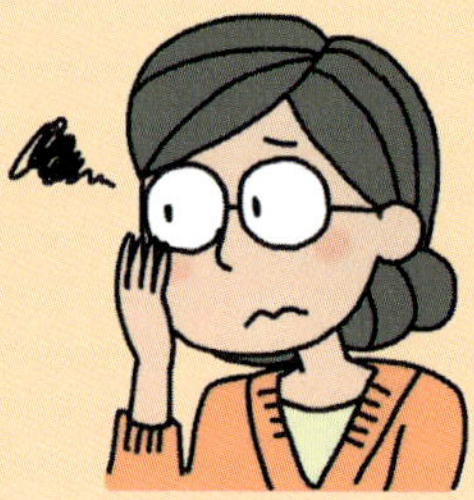

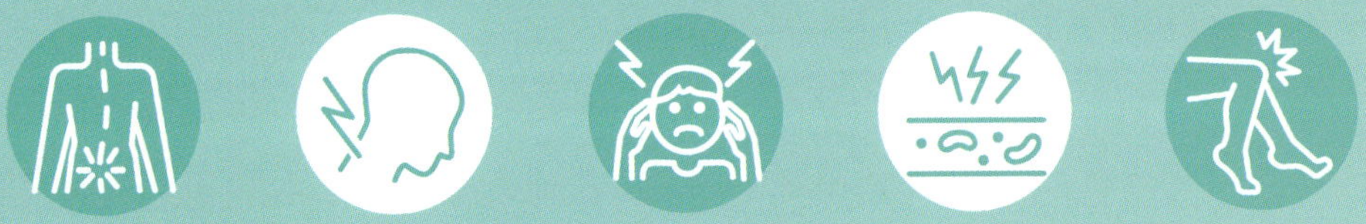

Chapter

5

어깨 결림과 통증의 셀프 케어

목·어깨·등의 결림과 통증을 개선하기 위해 스스로 할 수 있는 스트레칭과 체조 등을 소개한다. 무리하지 않는 범위에서, 일상 중에 실천해보자.

혈액순환을 촉진하는 온열치료

가정에서 할 수 있는 온열치료

앞서 설명한 '보존적 치료'에서 온열치료에 대해 설명했으며, 이는 가정에서도 할 수 있다.

정형외과에서는 전기, 원적외선, 극초단파(마이크로파) 등을 어깨에 대어 환부를 따뜻하게 하고 혈액순환을 개선하며 근육의 긴장을 풀어준다.

가정에서는 뜨거운 물수건이나 핫팩 등을 이용하여 병원에서 받는 치료와 비슷한 효과를 얻을 수 있다. 직접 병원에 가지 않아도 되므로 간편하다.

그러나 횟수와 시간을 늘린다고 효과도 높아지는 것은 아니다. 화상(저온화상 포함)에도 주의해야 한다. 어깨 결림이 심한 사람은 어깨 주변의 감각이 둔해질 수 있으므로 특히 조심해야 한다.

가정에서도 할 수 있는 어깨 결림 해소에 효과가 있는 온열치료

일회용 핫팩

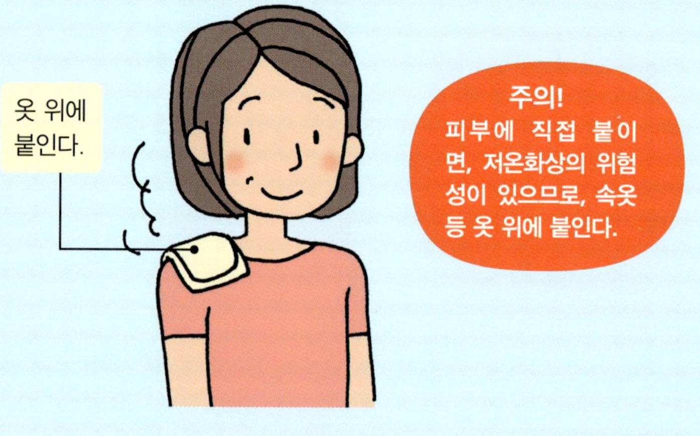
옷 위에
붙인다.
주의!
피부에 직접 붙이
면, 저온화상의 위험
성이 있으므로, 속옷
등 옷 위에 붙인다.

뜨거운 물수건

물에 적신 수건을 전자레인지에서
1분 30초 정도 가열한다.

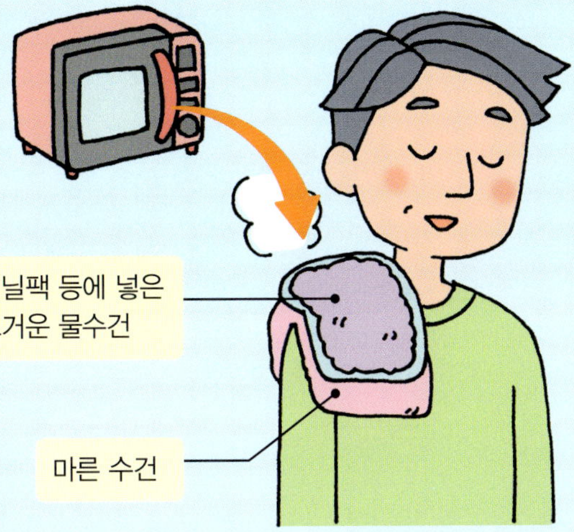

준비물

- 비닐팩
- 물에 적신 수건
- 마른 수건

주의!
화상을 예방하기 위해 비닐팩에 뜨거운 물수건을 넣고, 마른 수건으로 한 번 더 감싼다.

샤워

결림이나 통증이 있는 부위에
따뜻한 물로 샤워를 한다.

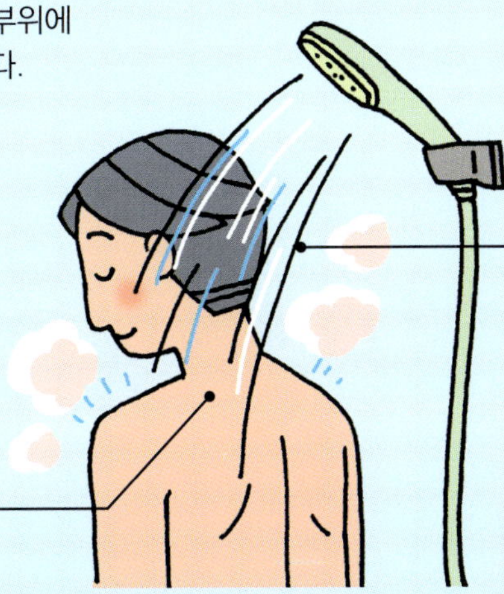
수압은 아프지 않은 정도로 한다.
마사지 효과도 있다.

주의!
수온을 너무 높이거나, 시간이 길어지면 화상을 입을 위험이 있다.

온몸을 따뜻하게 하고, 혈액순환을 개선하는 욕조 목욕

앞에서 소개한 온열치료는 어깨 주변에만 열을 가하는 국소요법의 일종이지만, 몸 전체를 따뜻하게 하여 전신의 혈액순환을 개선하는 것도 어깨 결림 해소에 효과적이다.

전신의 혈액순환을 개선하는 가장 좋은 방법은 욕조 목욕이다. 샤워로 환부에 열을 가하는 것도 효과적이지만, 욕조에 몸을 담궈 심부의 체온이 올라가면 혈액순환이 개선되어 긴장이 풀어지고 어깨 결림에 효과가 있다.

여기에서는 효과적인 입욕법으로 "반신욕"과 "온냉교대욕"을 소개한다.

반신욕은 따뜻한 물(여름에는 38도, 겨울에는 40도 정도)에 가슴 아래 부분을 담근다. 입욕 시간은 20~30분 정도가 일반적이다. 추운 계절에는 뜨거운 수건을 어깨에 대거나, 욕실을 따뜻하게 해두면 어깨가 차갑게 식지 않는다.

반신욕을 하면서, 뒤에 소개할 스트레칭(p. 126)을 하면 근육이 풀려 혈액순환이 더욱 좋아진다. 또한, 몸을 담궈(입욕) 긴장이 풀어지면, 부교감신경이 자극되어 체온이 올라가며 혈액순환이 개선된다. 그러기 위해서 기호에 맞는 입욕제나 아로마 오일을 사용하면 좋을 것이다.

덧붙여, 긴장을 풀기 위해 자주 사용되는 아로마 오일에는 라벤더, 베르가못, 카모마일 등이 있다. 다양하게 확인해보고 본인 취향에 맞는 향을 선택한다.

온냉교대욕은 몸을 따뜻하게 하는 것과 식히는 것을 번갈아 하는 입욕법이다.

따뜻한 물에 몸을 충분히 담궈, 체온을 높인 후 욕조에서 나와 20도 정도의 약간 차가운 물로 손, 발부터 어깨까지 샤워를 한다. 이후 다시 따뜻한 욕조에 들어가는 것을 3~4회 반복한다. 혈관의 확장과 수축이 반복되어, 따뜻한 체온을 유지할 수 있다.

혈액순환 개선에 효과적인 입욕방법

반신욕

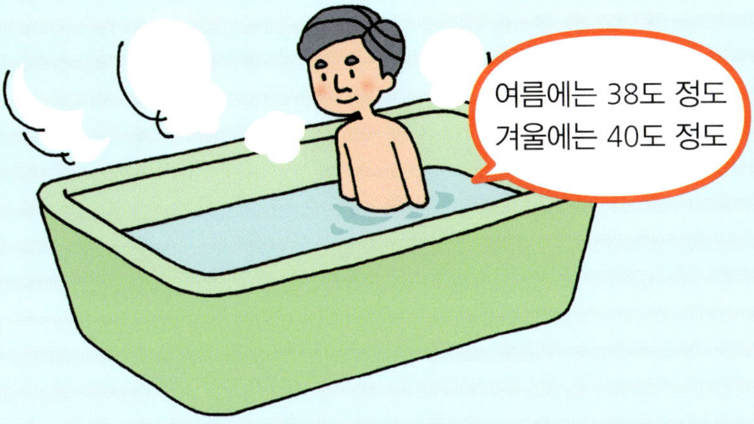

20~30분 정도 따뜻한 물에 가슴까지 몸을 담근다. 추울 때는 뜨거운 수건을 어깨에 걸치거나 욕실을 따뜻하게 해둔다.

온냉교대욕

1 체온이 올라갈 때까지 충분히 온수욕을 한다.

2 욕조에서 나와 손, 발부터 어깨까지 20도 정도의 냉수 샤워를 한다.

3 다시 온수욕을 한다.

이를 **3~4회** 반복한다.

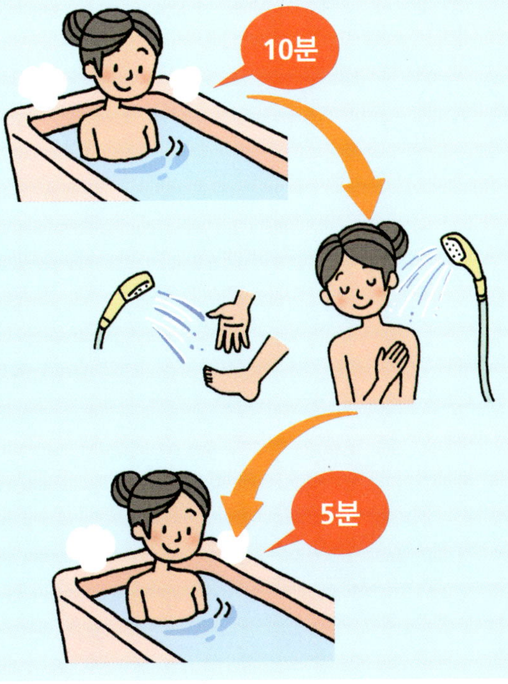

근육을 풀어주는 스트레칭

목 주위 스트레칭

스트레칭의 기본은 근육을 충분히 늘여 긴장을 풀고, 유연성을 높이는 것이다.
어깨 결림이 느껴지면, 우선 목 근육을 스트레칭하자.
복식호흡을 하며, 무리하지 않게 전후좌우로 천천히 목 근육을 늘인다. 늘일 수 있는 부분까지 늘인 상태를 20~30초 유지한 후 제자리로 돌아온다.

목 스트레칭

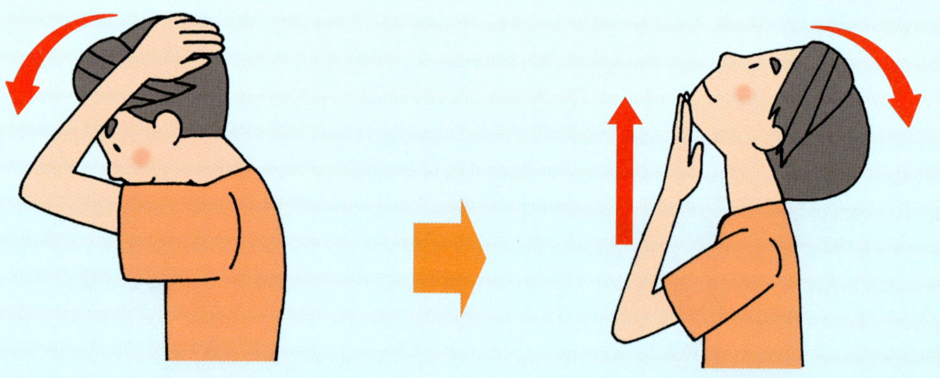

1 후두부를 손바닥으로 누르며 고개를 앞으로 숙인다.

2 턱을 손가락 끝으로 들어 올려, 고개를 뒤로 기울인다.

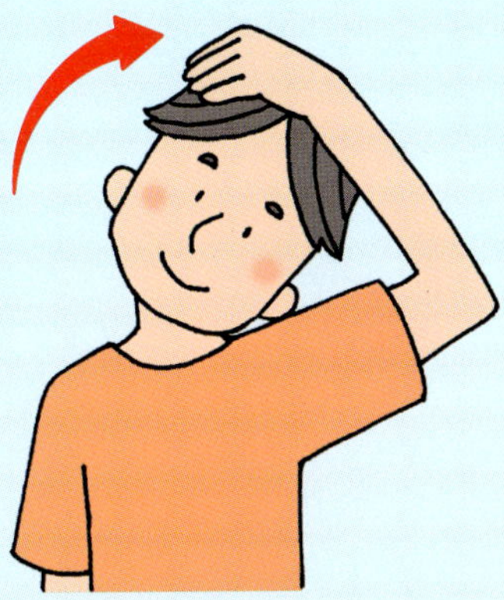

3 왼손을 오른쪽 측두부에 대고, 왼쪽으로 당긴다. 천천히 제자리로 돌아온 후 반대쪽도 동일하게 실시한다.

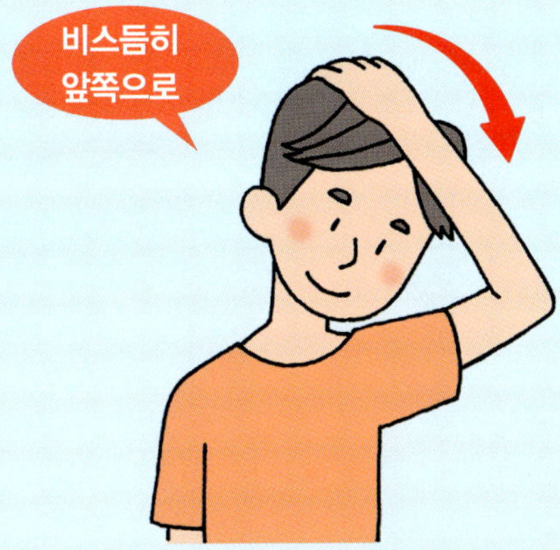

4 왼손을 오른쪽 후두부에 대고 왼쪽 대각선 앞쪽으로 당긴다. 천천히 제자리로 돌아온 후 반대쪽도 동일하게 실시한다.

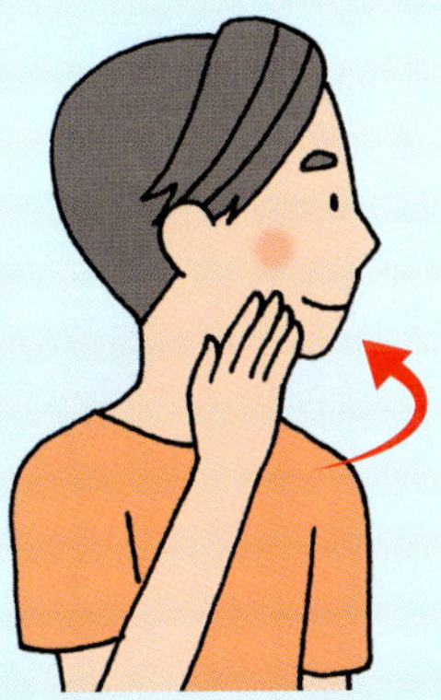

5 고개를 들고 정면을 향한 상태에서, 오른손으로 오른쪽 뺨을 눌러 고개를 왼쪽으로 돌린다. 천천히 제자리로 돌아가며 마찬가지로 왼손으로 고개를 오른쪽으로 돌린다. 이때 상반신은 정면을 향한 채 움직이지 않는다.

스트레칭 효과를 높이는 포인트 (모든 스트레칭에 해당된다)

- 동작을 천천히 한다.
- 복식호흡을 하며 실시한다.
- 아프기 직전까지 근육을 늘이고, 그 자세를 20~30초간 유지한다.

1~5를 약 15분 동안 반복한다.

어깨 스트레칭

어깨가 뭉친 사람이 어깨를 움직이려면 통증이 수반될 것이다. 그러나 움직이지 않으면, 혈액순환이 악화되고 근육이 뻣뻣해져 더욱 움직이기 어렵게 된다.

어깨 스트레칭을 할 때 포인트는 두 가지이다.

첫째는 아프지 않은 범위까지만 움직이는 것이다.

둘째는 반동을 이용하지 않고 동작을 천천히 하는 것이다. 급격한 움직임은 염증을 유발하거나 오히려 악화시킬 수 있다.

매일매일 반복하여 어깨를 스트레칭하면, 조금씩 움직이는 범위가 확장될 것이다.

어깨 스트레칭

어깨를 으쓱으쓱

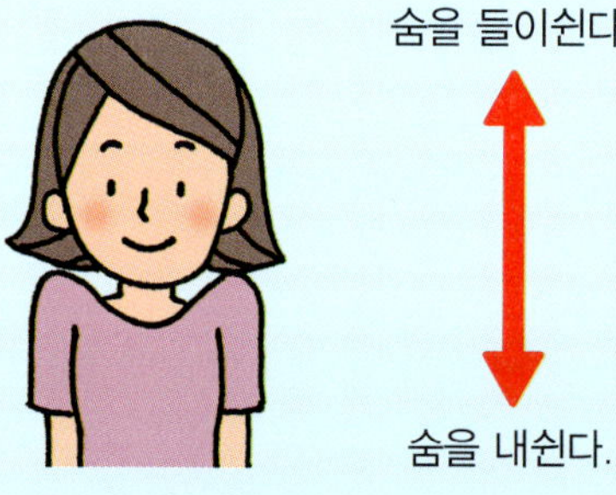

1 숨을 들이마시며, 어깨를 으쓱 들어 올린다.

2 숨을 내쉬며, 어깨를 내린다.

1~2를 천천히 10회 반복한다.

견갑골 늘이기

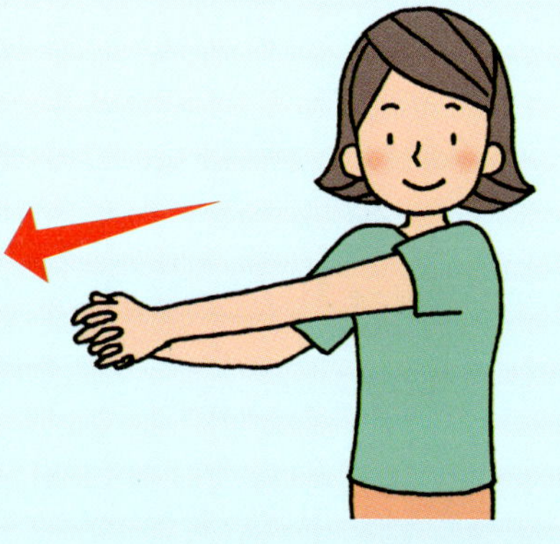

가슴 앞에서 양손을 깍지 낀다. 오른손으로 왼손을 당기며 우측 전방으로 팔을 내민다. 이때 어깨를 충분히 늘인다. 반대쪽도 같은 방법으로 실시한다.

2~3회 반복한다.

어깨 돌리기

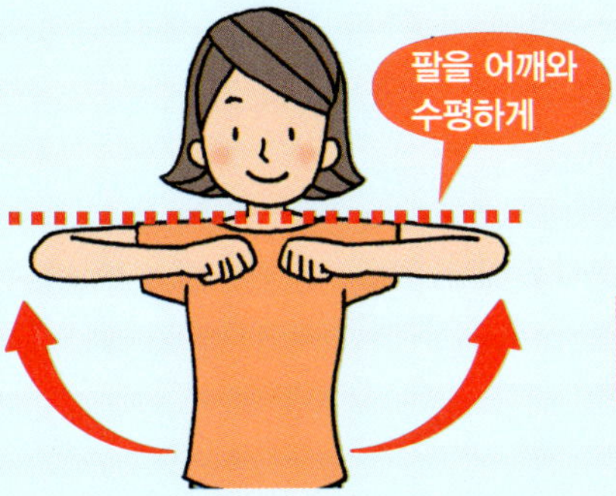

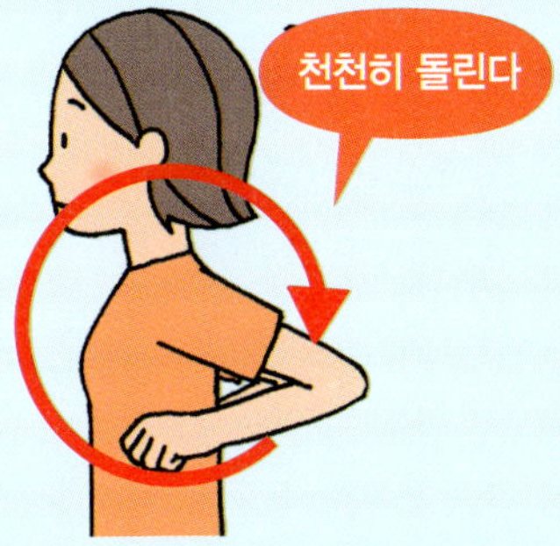

1 양쪽 팔을 굽히고 어깨와 수평하게 올린다.

2 팔꿈치로 큰 원을 그리듯이 최대한 크게 어깨를 돌린다.

앞뒤로 3회씩 실시한다.

어깨관절 늘이기

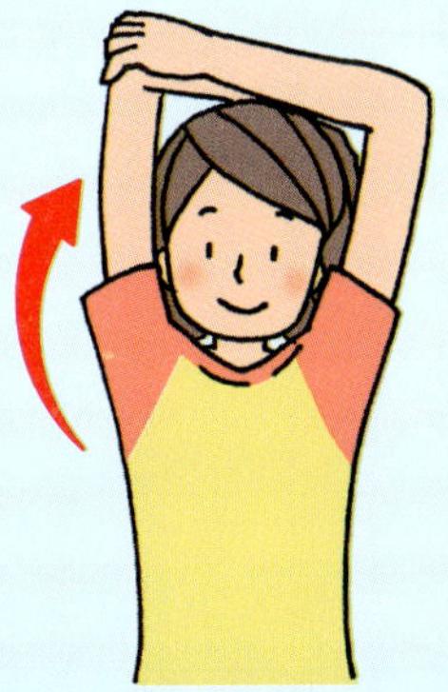

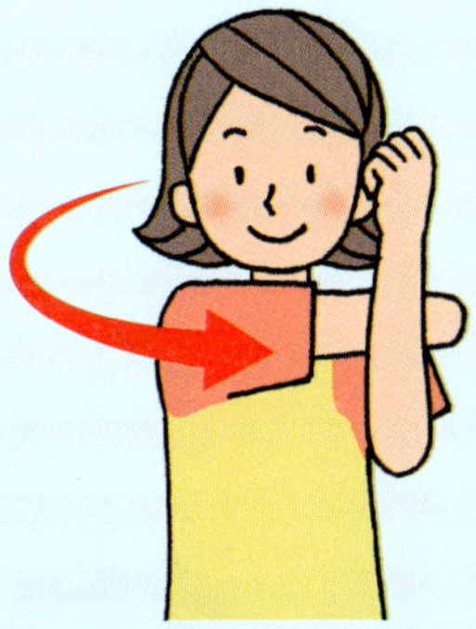

1 오른팔을 90도로 들어 올리고, 팔꿈치를 굽힌다. 왼쪽 손바닥으로 오른쪽 팔꿈치를 잡고 왼쪽으로 당긴다. 반대쪽도 같은 방법으로 실시한다.

2 오른팔을 굽혀 어깨 높이로 올린다. 왼팔을 오른쪽 팔꿈치에 걸고, 몸쪽으로 당긴다. 반대쪽도 같은 방법으로 실시한다.

등, 팔 스트레칭

등이나 팔의 근육이 긴장되어도 혈액순환장애를 유발하여 어깨 결림이 생긴다. 특히 상완골과 척주(등), 골반을 잇는 광배근을 늘이면 견갑골과 척추를 잇는 승모근(어깨를 위로 올림)을 이완시켜 어깨 결림을 해소한다. 목과 어깨 스트레칭에 비해 움직임이 크기 때문에 주변 안전에 유의하여 실시한다.

등, 팔 스트레칭

어깨 앞으로 내밀기

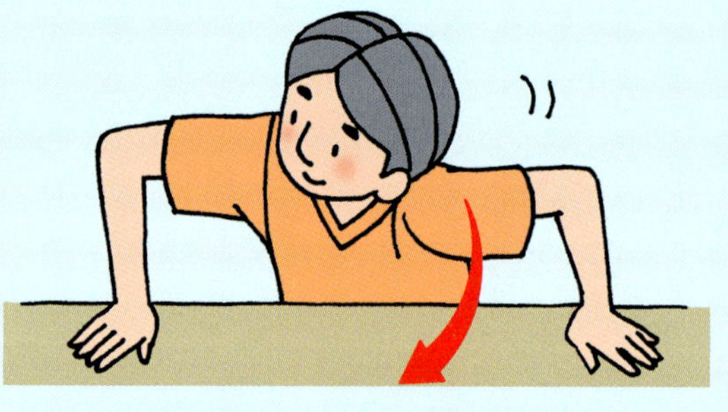

양쪽 손바닥을 책상 위에 두고, 팔꿈치를 약 90도로 굽힌다. 얼굴은 오른쪽을 향하며, 왼쪽 어깨를 앞으로 내밀고 10초간 그대로 유지한다. 제자리로 돌아가 반대쪽도 같은 방법으로 실시한다.

양쪽을 교대로 2~3회 반복한다.

두 팔 늘이기

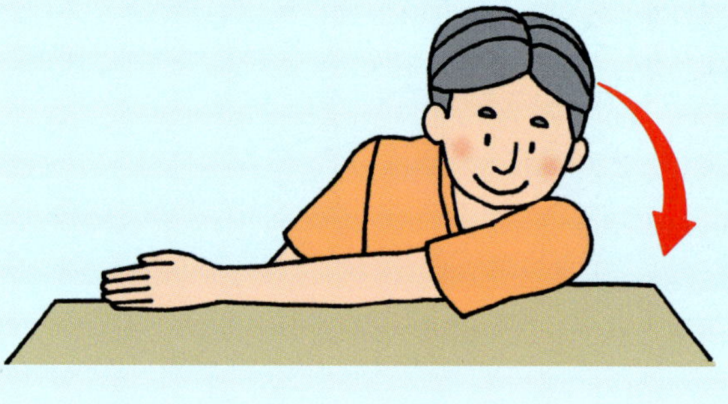

왼팔을 쭉 펴고 책상 모서리에 댄다. 상체를 앞으로 기울여 체중을 팔에 싣고 10초간 그대로 유지한다. 반대쪽도 같은 방법으로 실시한다.

양쪽을 교대로 2, 3회 반복한다.

아래팔 늘이기

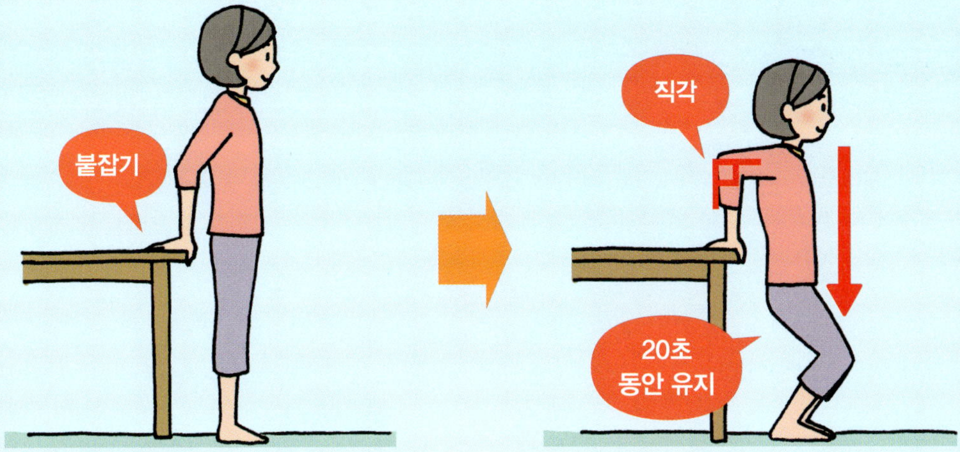

1 테이블을 등지고 서서, 손바닥을 테이블 끝에 두고 손가락으로 모서리를 잡는다.

2 팔꿈치가 직각이 될 때까지 천천히 몸을 낮춘다.

2, 3회 반복한다.

팔을 늘여 체중 싣기

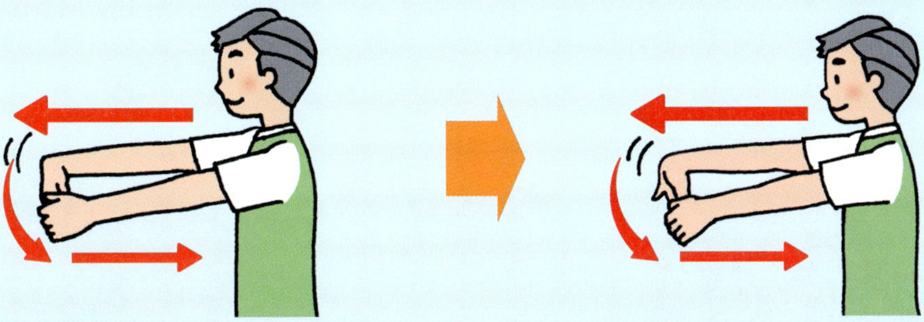

1 오른팔을 앞으로 쭉 펴서 어깨 높이로 올리고, 손목을 아래로 구부린다. 왼손으로 오른 손등을 몸 쪽으로 당긴다.

2 오른팔을 앞으로 쭉 펴서 어깨 높이로 올린다. 오른쪽 손바닥이 전방을 향하게 하고, 왼손으로 손바닥을 몸 쪽으로 당긴다.

양쪽을 교대로 2, 3회 반복한다.

결림과 통증을 예방하는 근력운동

목 근력운동

근력이 향상되면 근육 피로가 해소되어 혈액순환이 촉진되고, 편하게 바른 자세를 유지할 수 있다. 4장에서 소개한 걷기 외에도 목과 어깨 주위 근육을 단련하면 어깨가 잘 뭉치지 않게 될 것이다.

근력운동은 스트레칭과 달리 매일 하지 않아도 된다. 왜냐하면 근육을 구성하는 근섬유는 부하와 휴식을 교대로 반복함으로써 비대해지기 때문이다. 하루 걸러 쉬는 것이 근육을 효율적으로 단련하는 것이다.

근력운동은 처음에는 하루에 10~15분 정도로 실시하며, 익숙해지면 10~15분을 한 세트로 하여 하루에 3세트 정도 실시한다.

목 근력운동

반대로 밀기 ①

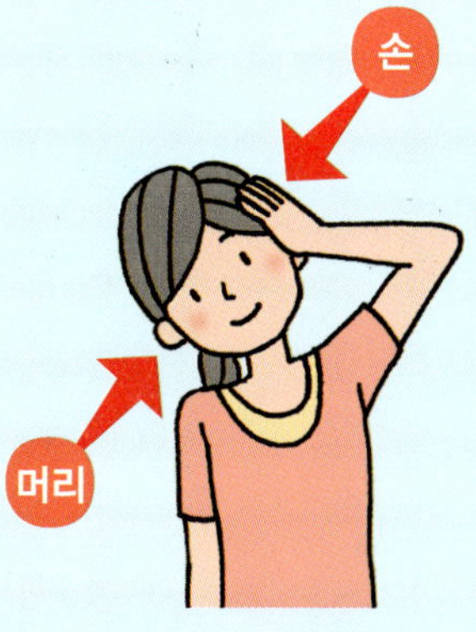

고개를 오른쪽으로 기울이고 왼쪽 손바닥을 왼쪽 머리에 댄다. 왼손은 머리를 밀고, 머리는 왼손을 민다.

반대로 밀기 ②

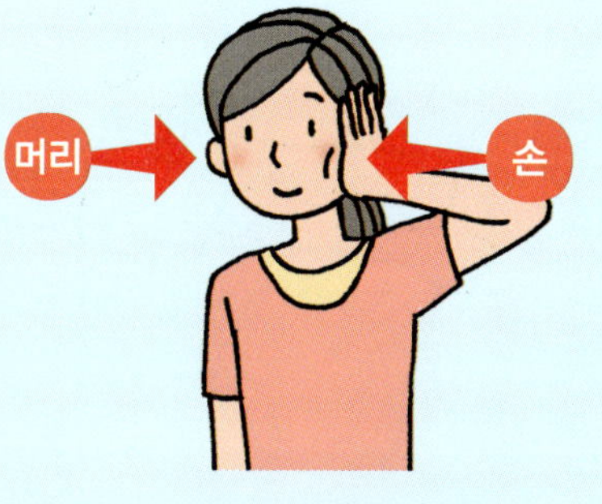

얼굴은 오른쪽을 향하고 왼쪽 손바닥을 왼쪽 뺨에 댄다. 왼손으로는 머리를 밀고, 머리로는 왼손을 민다.

기분 좋은 피로감이 느껴지는 정도로 양쪽을 교대로 반복한다.

반대로 밀기 ③

1 양손을 깍지를 낀 상태로 이마에 댄다. 양손으로는 머리를 밀고, 머리로는 양손을 민다.

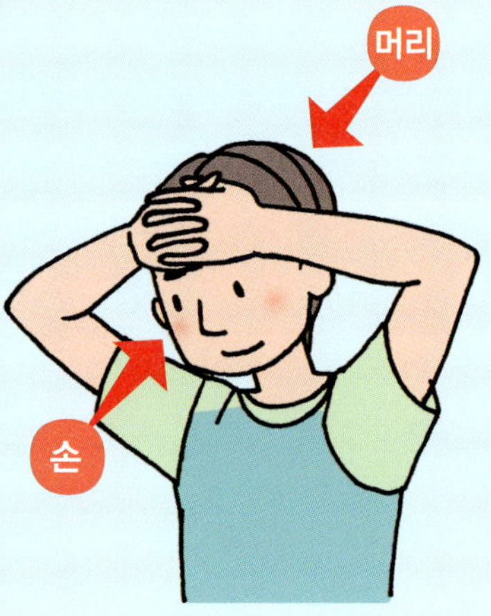

2 양손을 깍지를 낀 상태로 머리 뒤에 댄다. 양손으로는 머리를 앞쪽으로 밀고, 머리는 뒤쪽으로 양손을 민다.

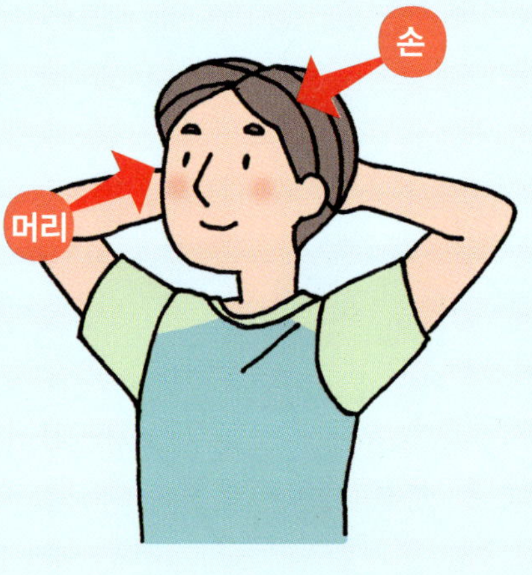

기분 좋은 피로감이 느껴지는 정도로 양쪽을 교대로 반복한다.

POINT 처음부터 너무 무리하면 근육이 손상되거나 통증이 발생해 운동을 중단하게 된다. 본인에게 맞는 방법으로 천천히 지속하는 것이 중요하다.

어깨, 등 근력운동

어깨 결림의 최대 원인은 어깨에서 등을 덮고 있는 큰 표층 근육(승모근, 삼각근, 광배근)의 긴장이다.

이러한 근육을 단련하여, 원활하게 움직일 수 있게 해두면 어깨가 잘 뭉치지 않게 된다.

일상 중에는 견갑골을 큰 범위로 움직일 기회가 거의 없다.

처음에는 힘들 수 있지만, 움직이다 보면 어느새 견갑골의 움직임이 편안해질 것이다.

팔 근육을 단련하면 어깨에 가해지는 부담이 큰 폭으로 줄어든다. 또한, 장시간의 컴퓨터 작업 등으로 인한 어깨와 팔의 피로가 경감된다.

어깨, 등의 근력운동 ①

견갑골 열고 닫기

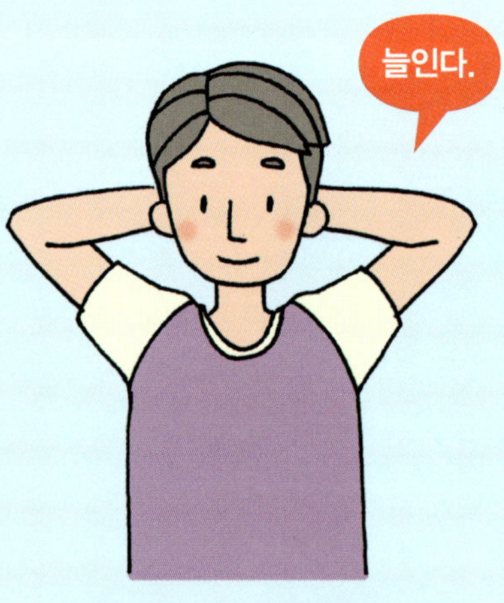

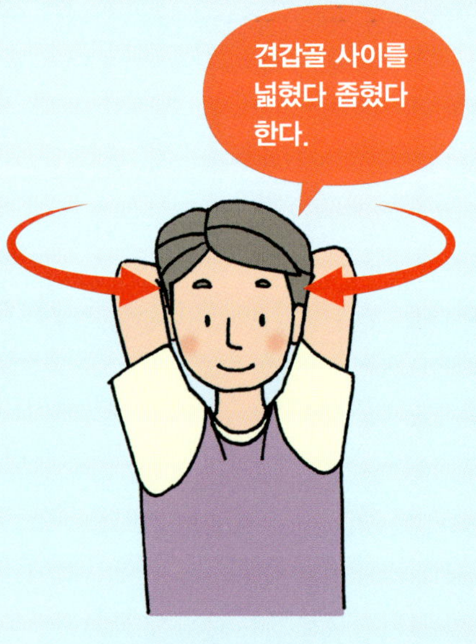

1 양손을 깍지를 낀 상태로 머리 뒤에 댄다. 팔꿈치를 들고, 가슴을 편다.

2 팔꿈치를 앞으로 내밀어 견갑골 사이를 늘인다.

1과 2를 교대로 10회 정도 반복한다.

팔 올리기

1 바닥에 엎드려, 양팔을 앞으로 쭉 편다. 이때 고개를 들어 얼굴은 앞을 향한다.

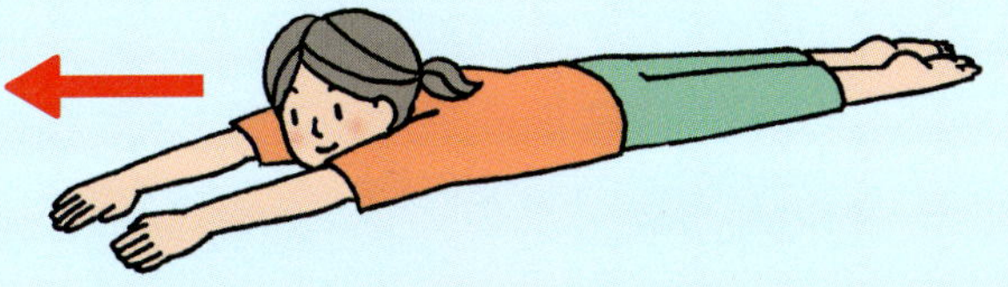

2 양팔을 최대한 들어 올리고, 몇 초간 그대로 유지한다.

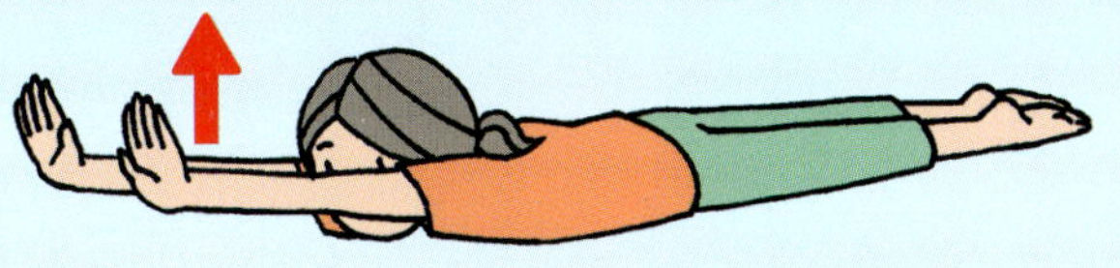

기분 좋은 피로감이 느껴질 때까지 반복한다.

가슴 올리기

1 바닥에 엎드려 양쪽 손바닥을 어깨 옆에 둔다. 이때 고개를 들어 얼굴은 앞을 향한다.

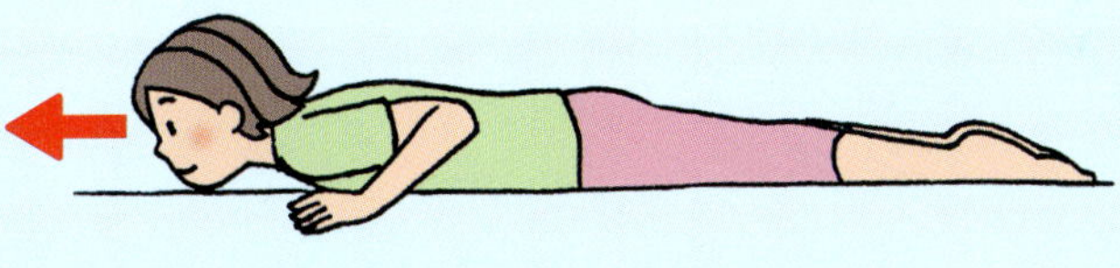

2 팔과 가슴을 최대한 들어 올리고, 몇 초간 그대로 유지한다.

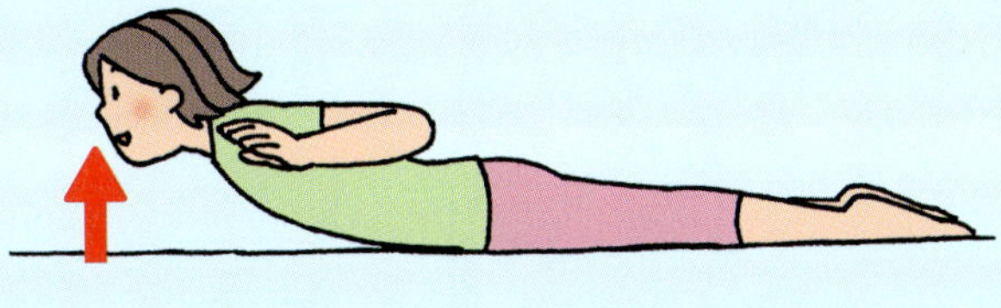

기분 좋은 피로감이 느껴질 때까지 반복한다.

어깨, 등 근력운동 ②

손바닥 서로 밀기

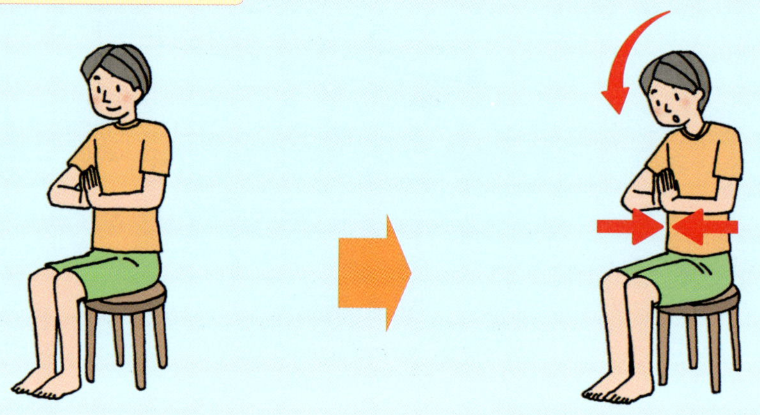

1 허리를 펴고 의자에 깊숙이 앉는다. 가슴 앞에서 손바닥을 모으고 팔꿈치와 손목을 수평하게 한다.

2 천천히 숨을 내쉬며 고개를 숙이고, 양쪽 손바닥을 반대 방향으로 민다. 5초간 그대로 유지한다. 이때 팔꿈치부터 힘이 들어가도록 한다.

손등 서로 밀기

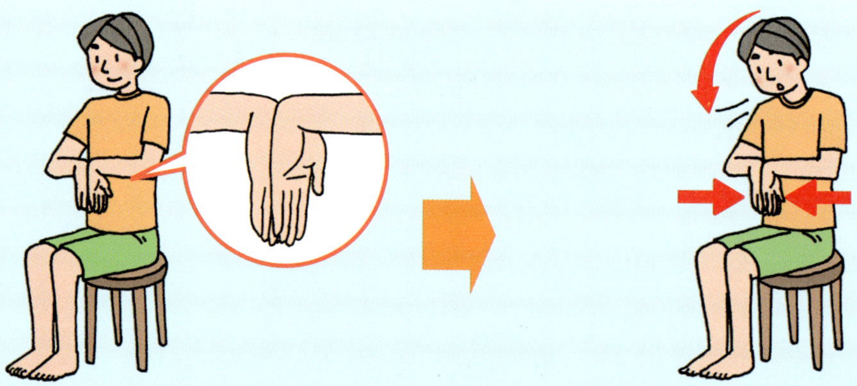

1 허리를 펴고 의자에 깊숙이 앉는다. 양손의 손가락을 아래로 하여 가슴 앞에서 손등을 모으고 팔꿈치와 손목을 수평하게 한다.

2 천천히 숨을 내쉬며 고개를 숙이고, 양쪽 손등을 반대 방향으로 민다. 5초간 그대로 유지한다. 이때 팔꿈치부터 힘이 들어가도록 한다.

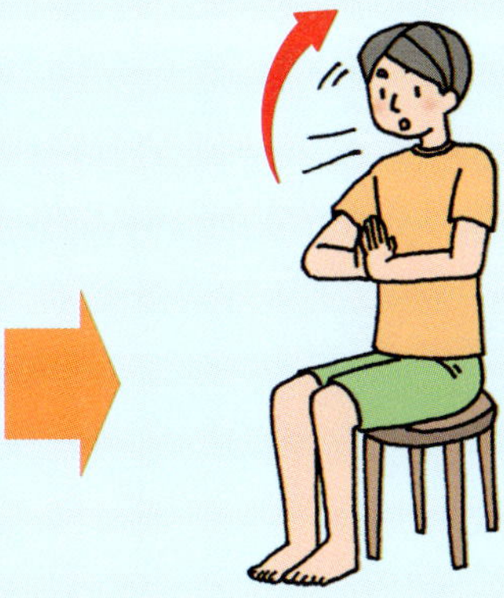

3 천천히 숨을 들이마시면서 고개를 들고, 손바닥의 힘을 뺀다.

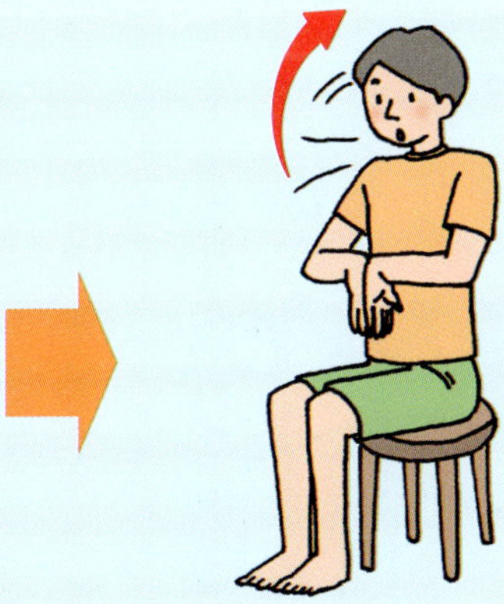

3 천천히 숨을 들이마시면서 고개를 들고, 손등에 힘을 뺀다.

견갑골 올리고 내리기

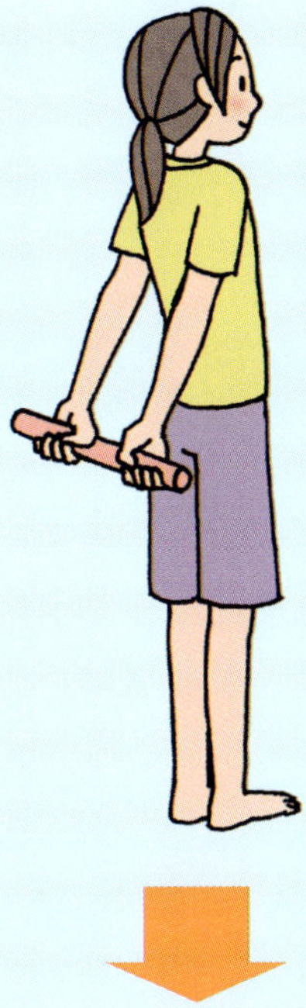

1

등 뒤에서 어깨너비로 양팔을 벌려 봉을 잡는다. 팔꿈치를 편 채로 봉을 최대한 들어 올려, 2~3초간 그대로 유지한다.

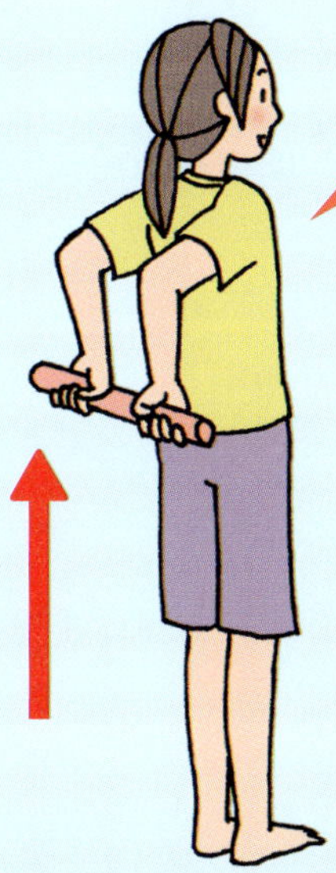

2

위 그림의 봉을 올린 위치에서 팔꿈치를 굽혀 봉을 몸과 평행하게 끌어 올린다. 2~3초간 그대로 유지한다.

각각 10회 정도 반복한다.

오십견을 개선하는 체조

어깨의 움직임을 개선하는 체조

오십견(p. 52)은 어깨가 아프고, 원하는 대로 어깨를 움직이지 못하는 질환이다.

통증이 있을 때에 무리하게 움직이려고 하면 염증을 유발해 악화될 수 있으므로 무리하지 않아야 한다. 또한, 움직이기 힘들다고 해서 너무 장기간 움직이지 않으면 근육이 굳어(구축) 더욱 움직일 수 없게 된다.

어느 정도 통증이 가라앉으면 증상이나 회복 단계에 맞춰 조금씩 어깨와 그 주변을 움직여 구축을 예방한다. 여기에서는 오십견으로 인한 구축을 예방하고, 회복을 촉진하는 체조를 소개한다.

어깨의 움직임을 개선하는 체조

급성기

발병 초기 혹은 통증이 심할 때는 안정이 필요하기 때문에 팔을 움직이지 않는 인사하기 체조를 실시한다.

인사하기 체조

팔을 축 늘어뜨린 채, 천천히 인사하듯 허리를 숙인다. 통증이 느껴질 때까지 숙인 상태로 1~2초간 유지한 후 제자리로 돌아온다. 넘어지지 않게 주의한다.

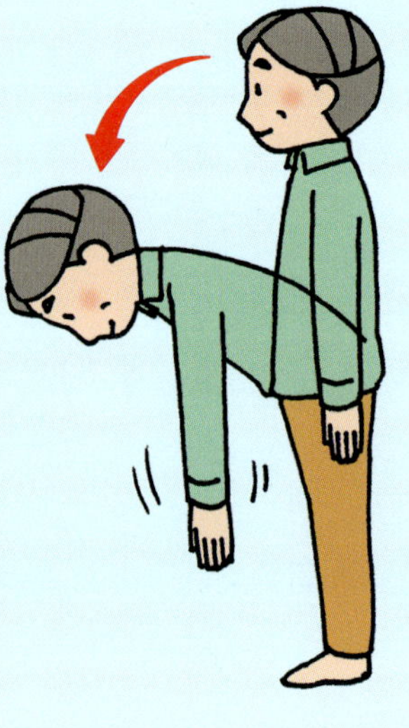

10회 반복한다.

만성기

통증이 가라앉기 시작하면 조금씩 움직여서 가동 범위를 넓혀간다.

시계추 체조

아프지 않은 쪽 손을 받침대에 두고 상체를 지지하며, 허리를 가볍게 구부린다. 아픈 쪽 팔에 힘을 빼고 축 늘어뜨린다. 그다지 힘을 주지 않고, 지름 40~50cm 정도의 원을 그린다.

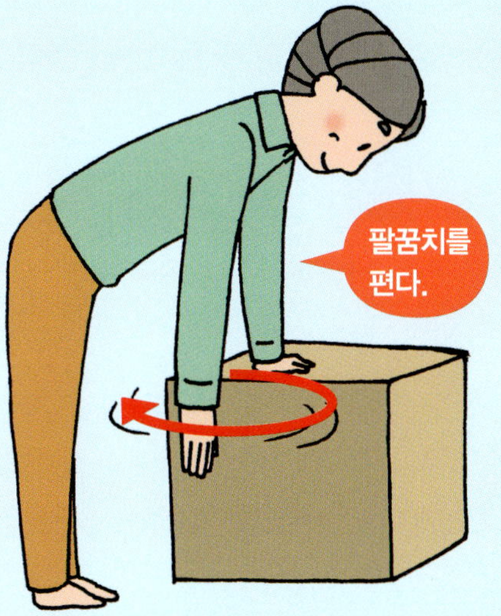

10회 정도 실시한다.

팔 뻗기 체조

앉은 자세로, 아픈 쪽 손목을 반대쪽 손으로 쥐고 앞으로 잡아당긴다. 그대로 팔을 뻗어 눈 앞의 목표물을 터치한다. 목표물을 점점 멀리 이동시켜 어깨의 가동 범위를 넓힌다.

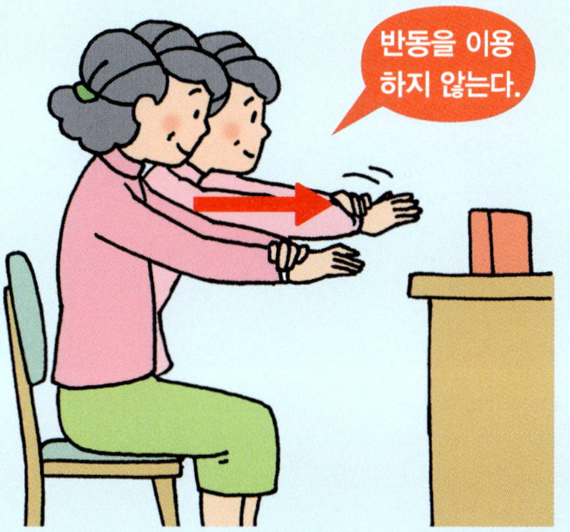

통증을 느끼지 않을 정도로 조금씩 가동 범위를 넓혀간다.

회복기

통증이 가라앉기 시작하면 적극적으로 운동과 스트레칭을 실시한다. 양쪽 팔을 비슷하게 움직이는 것이 목표이다.

팔꿈치 모으기 체조

양손을 모아 머리 위에 두고, 팔꿈치를 모았다가 벌렸다가 **10회** 반복한다.

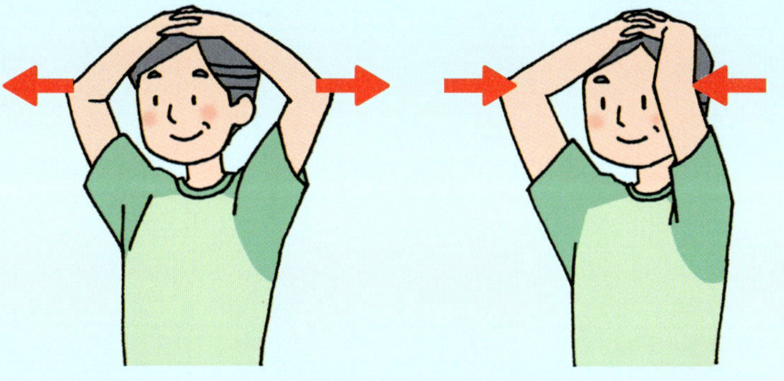

벽에 기대기 체조

아픈쪽 손을 벽에 대고, 40~50cm 떨어져 선다. 어깨에 힘을 빼고 몸을 앞으로 기울인다. 이때 너무 빠르지 않게 하며, 반대쪽 손은 얼굴 높이로 벽에 대어 체중을 지지한다. 약간 통증이 느껴지는 상태에서 3~4초간 유지한다.

10회 반복한다.

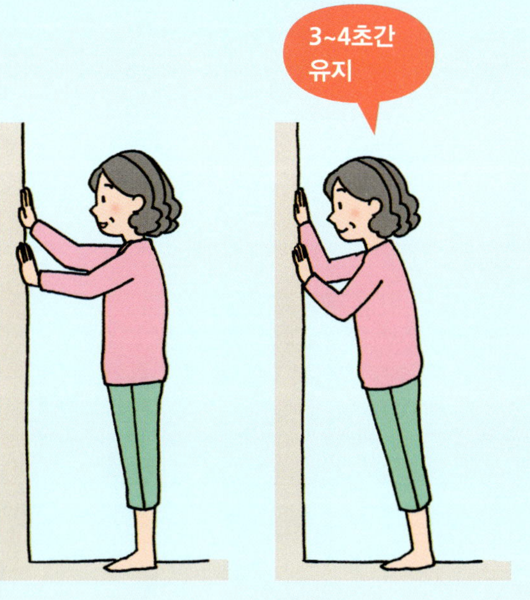

POINT 오십견의 회복을 촉진하는 체조는 무리하게 힘을 주지 않고 자연스럽게 가동 범위를 넓혀가는 것이 요령이다.

오십견의 회복을 위해

오십견의 증상이 있다면, 일상 중에 다양한 불편함이 발생하는데 이러한 증상을 악화시키지 않기 위해서는 환부에 가해지는 부담을 줄여야 한다.

움직이기 어려운 팔로 짐을 드는 것은 피해야 하고, 양복을 입을 때는 아픈 쪽 팔을 먼저 소매에 끼우고, 벗을 때는 나중에 뺀다.

잘 때는 어깨와 팔꿈치 아래에 쿠션을 대어 받친다. 또한, 손 아래에도 둥글게 만 수건이나 작은 쿠션을 둔다.

보호대나 외투를 이용해 되도록 환부를 따뜻하게 하고, 욕조 목욕을 하여 몸을 따뜻하게 한다.

잘 때의 요령

잘 때는 어깨와 팔꿈치를 쿠션이나 접은 방석으로 받친다.

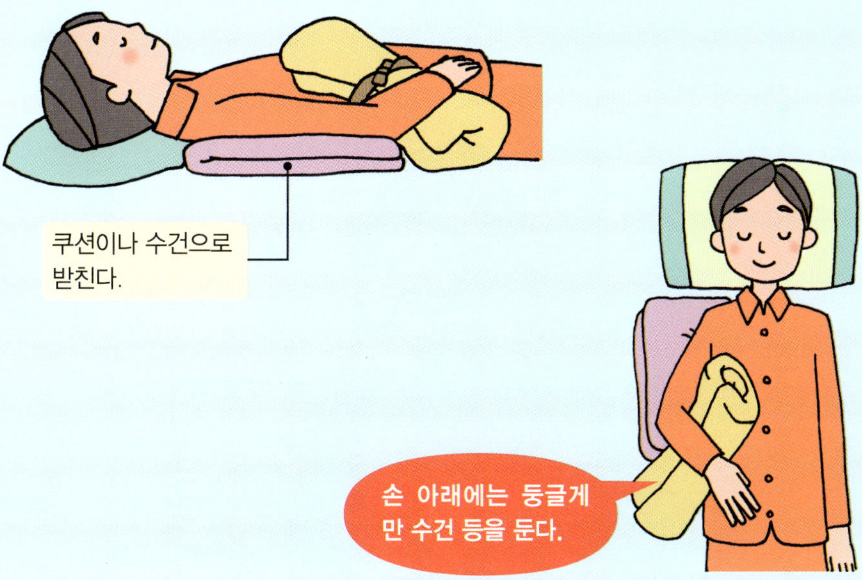

어깨 결림을 예방하는 체조

쉽게 할 수 있는 어깨 결림 예방 체조

어깨 결림을 예방하기 위해 적극적으로 체조를 해보자. 체조는 혈액순환을 개선하고, 근육 피로를 완화하며 긴장을 풀어주는 효과가 있다.

체조를 한다고 해서 어렵거나 특별한 것이 필요하지는 않다. 독서나 업무 중 틈틈이, TV를 보며 잠깐씩 기분 전환을 겸해 실시하면 된다.

장시간 같은 자세로 있거나 운동이 부족하여 어깨가 뭉치기 쉬운 생활습관의 해소에도 도움이 된다.

여기에서는 짧은 시간 내에 할 수 있는 간단한 체조를 소개한다. 도구도 필요 없으며, 실내에서 누구나 쉽게 할 수 있다.

포인트는 지긋이 힘을 주며, 단숨에 힘을 빼는 것이다.

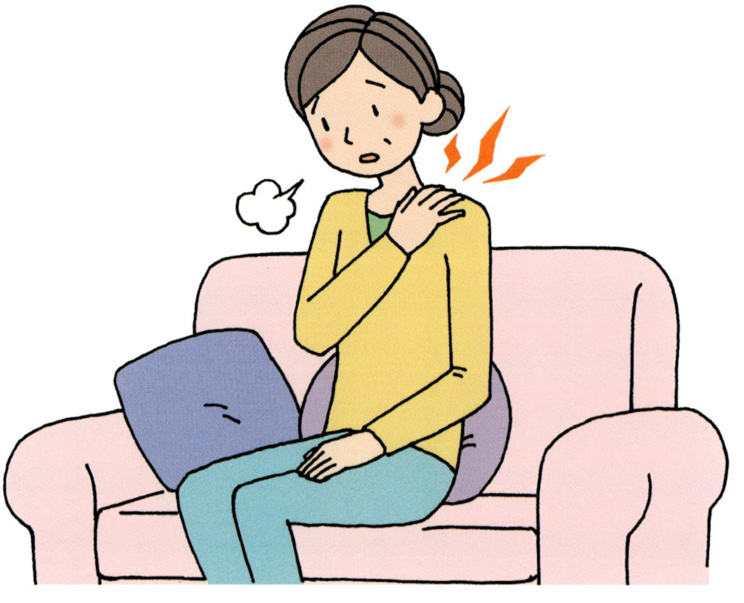

어깨 결림 예방 체조

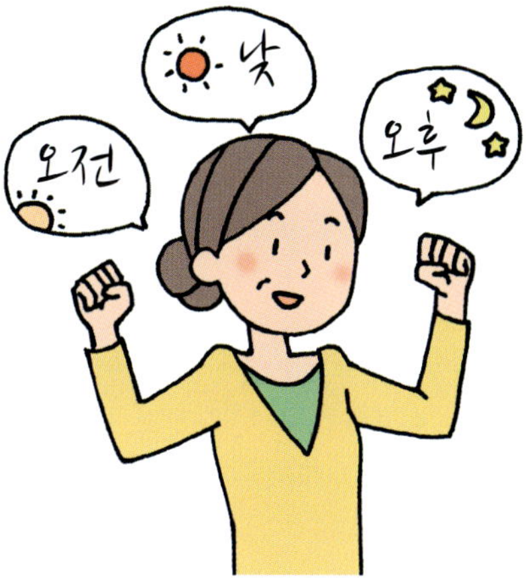

체조는 결림을 풀어 혈액순환을 개선하고, 이완시키는 효과가 있다. 기분 전환을 겸해 오전·점심·오후로 나누어 세 번 정도 실시한다.

1 힘을 주어 어깨를 움츠렸다가 빠르게 힘을 빼고 어깨를 내린다.

5회 반복한다.

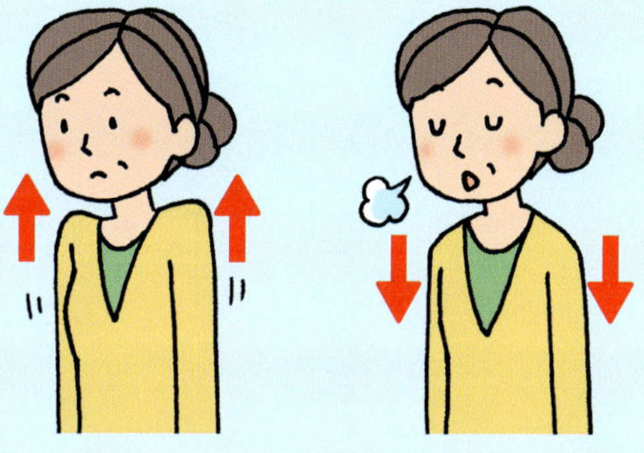

2 양팔을 굽혀 어깨 높이로 들고, 가슴을 벌려 양쪽 견갑골 사이를 좁힌다.

5회 반복한다.

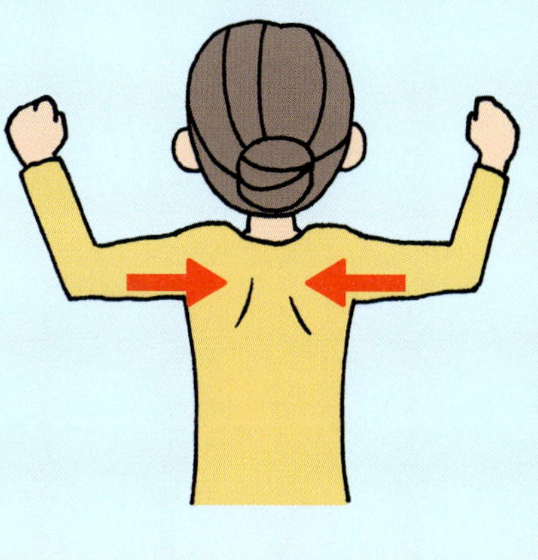

3 가슴 앞에서 양쪽 손바닥을 모으고, 견갑골 사이를 벌린다.

5회 반복한다.

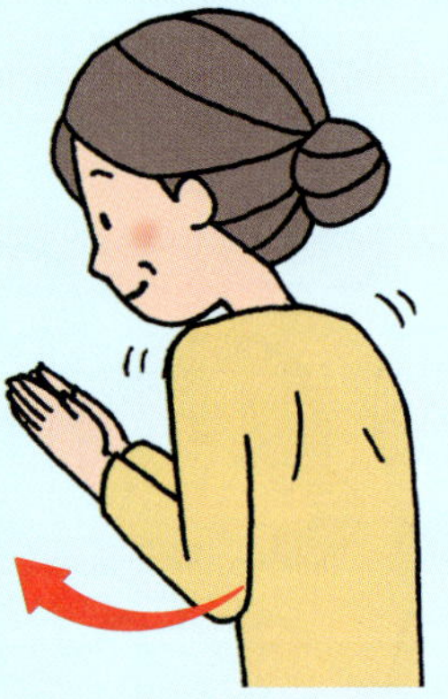

4 양손을 모아 머리 뒤에 대고, 손과 머리를 반대 방향으로 민다. 머리가 움직이지 않도록 주의한다.

5회 반복한다.

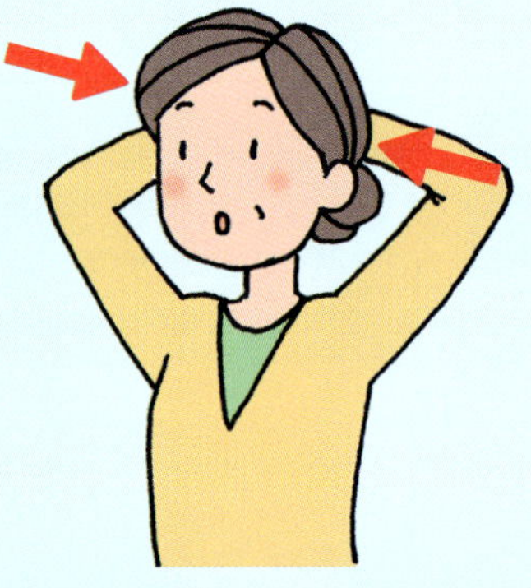

5 양손을 모아 이마에 대고 손과 머리를 반대 방향으로 민다.

5회 반복한다.

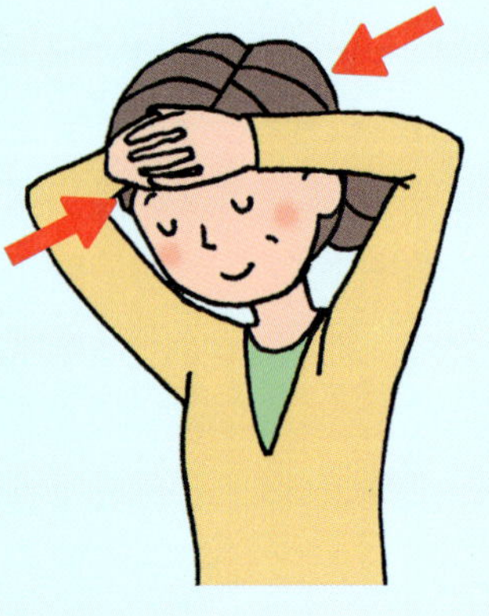

6 손바닥을 머리 옆에 대고, 손과 머리를 반대 방향으로 민다. 머리가 움직이지 않도록 주의한다.

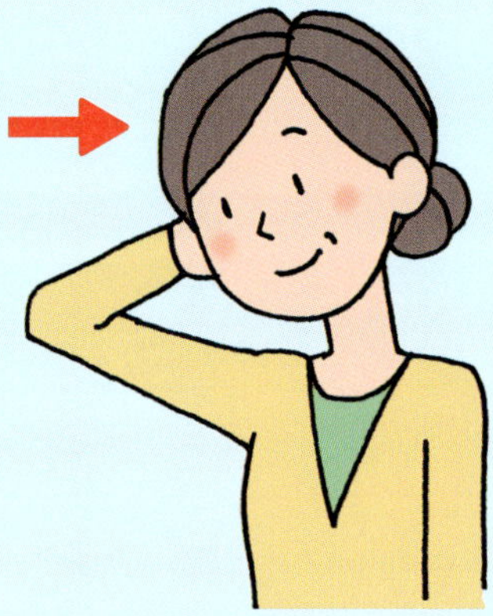

양쪽, 각각 5회씩 반복한다.

1~6을 1세트로 한다.

- 시간이 없을 때는 원하는 부분만 실시해도 좋다.
- 한 번에 많이 하는 것보다 조금씩 여러 번 반복하는 것이 효과적이다.

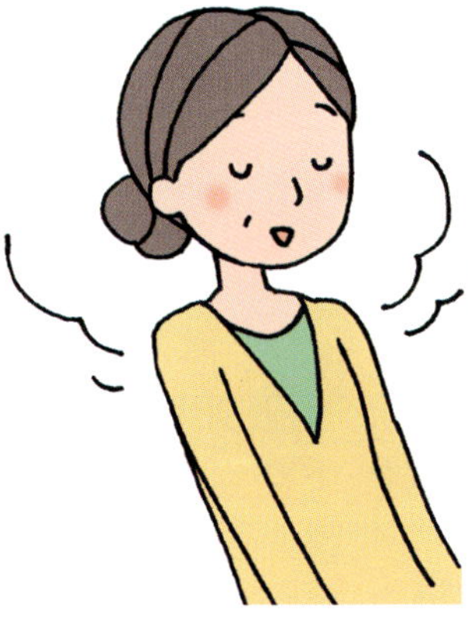

급하게 힘을 주거나, 반동을 이용하면 근육이 손상된다. 무리하지 말고 즐겁게 체조하는 습관을 만들자!

POINT 통증이 있을 때는 무리하지 않고, 천천히 가벼운 힘으로 실시한다.

column

어깨 결림을 무시하지 말자.

많은 사람들이 일상적으로 겪고 있는 어깨 결림은 너무 흔한 증상이기에, 익숙해진 사람도 많을 것이다.

그러나 앞에서 설명한 것처럼 목·어깨·등이 아프거나 뭉칠 때는 그 이유가 있다.

어깨 결림이 지속된다면 생활습관을 점검해 보는 것이 중요하다. 자세, 운동 부족, 스트레스 혹은 식사나 수면 등 바로잡을 수 있는 것은 개선하여 어깨 결림의 악순환을 끊어내자.

또한, 증상의 변화나 어깨 결림에 수반되는 그 밖의 증상에도 주의해야 한다. 다른 질환의 증상일 수도 있기 때문이다. 자신의 몸에서 내보내는 신호를 확인해보자.

대수롭지 않은 이상이 어깨 결림으로 이어지기도 한다. 구두에 까진 상처나 눈의 이상, 빈혈 등 별 것 아닌 듯한 증상을 해소하여 어깨 결림이 치료된 경우도 있다.

어깨 결림을 예방하는 생활은 그 밖의 다른 병에 걸릴 위험도 낮추는 건강한 생활이다.

내 몸의 징후에 민감하게 반응하여 건강한 삶을 살아가자.

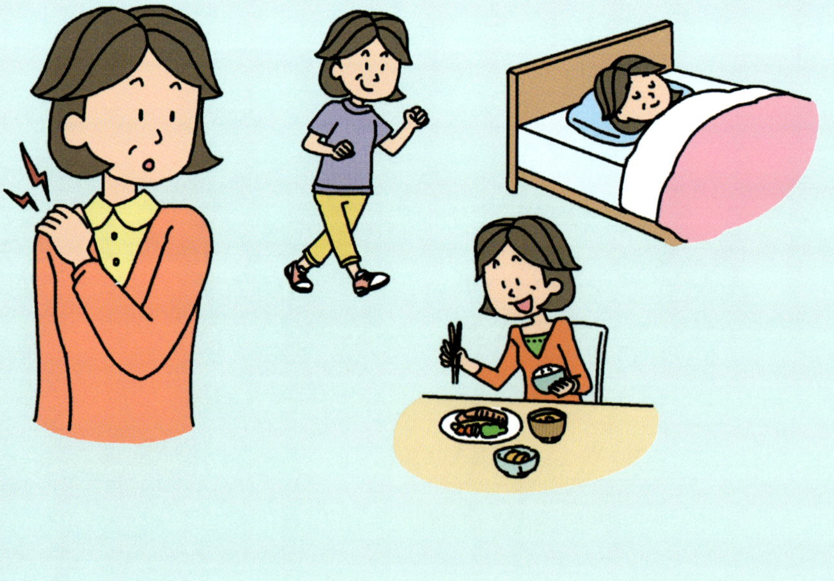

참고문헌

● 『快速まるわかり　首・肩の痛みとこりを解消する』
手塚正樹 監修（法研）

● 『スーパー図解　くび・肩・背中の痛み』
星川吉光 監修（法研）

● 『ウルトラ図解　腰・ひざの痛み』
柳本繁 岡田英次朗 監修（法研）

찾아보기

한글 찾아보기

ㄱ

ㄴ, ㄷ, ㅁ, ㅂ

ㅅ, ㅇ

ㅈ, ㅊ

ㅌ, ㅍ, ㅎ

영문 찾아보기